国家级实验教学示范中心
高等院校医学实验教学系列教材

病原生物学与医学免疫学实验
——基础篇

总主编　郑葵阳
主　编　汤仁仙
副主编　何静妹　韦艳霞
编　委（按姓氏笔画排序）
于　倩　王维维　韦艳霞　儿红娟　孔凡运
付琳琳　刘相叶　汤仁仙　肖淑宁　何静妹
张　鹏　陈　静　周晓燕　周　峰　郑葵阳
寇艳波　潘　伟　潘智华

科学出版社
北　京

内 容 简 介

本书是高等院校医学实验教学系列教材之一。内容包括病原生物学与医学免疫学基础性实验及常用实验器材及试剂配制，共分四个部分。第一部分为医学微生物学实验，介绍了一些传统微生物学的经典方法及无菌操作，涉及细菌学、病毒学、真菌学及其他微生物；第二部分为医学寄生虫学实验，主要涵盖原虫、吸虫、绦虫、线虫及节肢动物中各虫期的标本观察和检查；第三部分为医学免疫学实验，免疫学实验技术日新月异，本册仅涵盖免疫学基本性经典实验；第四部分为常用实验器材和试剂配制，以及常用寄生虫检测方法。

本书适用于临床医学、预防医学、口腔医学、麻醉学、临床药学等专业使用。也可供从事临床检验、卫生防疫的实验技术人员使用。

图书在版编目（CIP）数据

病原生物学与医学免疫学实验. 基础篇 / 汤仁仙主编. —北京：
科学出版社，2018.1
ISBN 978-7-03-056013-1

Ⅰ.①病… Ⅱ.①汤… Ⅲ.①病原微生物–实验–高等学校–教材
②医药学–免疫学–实验–高等学校–教材 Ⅳ.①R37-33 ②R392-33

中国版本图书馆 CIP 数据核字（2017）第 315140 号

责任编辑：张天佐　胡治国／责任校对：郭瑞芝
责任印制：霍　兵／封面设计：张秀艳

科 学 出 版 社 出版
北京东黄城根北街 16 号
邮政编码：100717
http://www.sciencep.com

天津文林印务有限公司 印刷
科学出版社发行　各地新华书店经销
*

2018 年 1 月第　一　版　开本：B5（720×1000）
2023 年 12 月第八次印刷　印张：10 1/4
字数：195 000
定价：**45.00 元**

（如有印装质量问题，我社负责调换）

高等院校医学实验教学系列教材
编审委员会

丛 书 前 言

　　知识爆炸、信息化时代已经到来。现代医学教育演变改革，历经百年，已发展到以岗位胜任力为导向的医学教育新时代。今天，如何适应新时代知识传授的新特点、能力培养的新要求，以及当代大学生学习模式的悄然转变，已经成为当代医学教育的核心问题之一。徐州医科大学自 2004 年开展以 CBL 为载体的教育教学改革、2012 年开展以医学生岗位胜任力为导向的内涵式质量提升工程，以学生为中心的自主式学习正在全面、有序展开。

　　医学是实践性很强的生命科学，基础医学的学习是大学生步入医学的起始阶段，基础医学实验训练对医学生职业素质的养成和后续的专业学习，都有着很大影响。因此，加强基础医学教学实验中心建设，提高实验教学质量，培养大学生实践创新能力具有重要意义。以培养适应国家及区域医药卫生事业发展和经济社会建设需要的高素质、高水平卓越医学人才为根本任务，从"育人为本、德育为先、能力为重、全面发展"的教育理念出发，树立"以学生为主体、以能力培养为核心"的实验教学观，徐州医科大学基础医学国家级实验教学示范中心对基础医学实验课程进行了优化设计，组织编写了一套新颖的实验教材。本套教材以案例作为引导，构建"理论实践相互结合、基础临床相互渗透、教学科研相互促进"的实验教学体系；构建模块化、层次化、多元化满足学生自主学习的实验教学新模式。本套实验教材按照医学生物学实验课程群、正常人体形态学实验课程群、疾病基础实验课程群、医学机能学实验课程群和病原生物学与免疫学实验等五大课程群循序编排。在实验项目层次上，精简基础性实验和内容重复过多的实验，增加综合设计性实验和研究创新性实验比例，使学生通过实验课程学习，系统掌握从"分子"、"细胞"、"组织"、"器官"到"系统"；从形态到功能；从正常到异常；从疾病诊断到防治等一套完整的基础医学实验的知识与技能，为后续的学习和工作打下坚实的基础。

　　本套实验教材是徐州医科大学基础医学国家级实验教学示范中心全体老师辛勤劳动的结晶，是我校多年来教学改革的成果体现。衷心感谢科学出版社对编写工作的热情鼓励和悉心指导。诚然，由于编者的学识、水平和能力的限制，难免存在诸多不足和遗憾，恳请广大专家、教师和学生提出宝贵意见与批评，为推动我国医学教育的发展共同努力。

郑葵阳

2017 年 12 月

前　言

　　本实验教材是一套创新性教材，分"基础篇"和"综合篇"2个分册，从理念到编排进行了一些新的尝试。按照本套教材的整体设计思想，体现"以学生为主体、以能力培养为核心"的实验教学理念，强化基础、注重实践、培养能力、鼓励创新、提高素质。

　　"基础篇"分册以培养学生岗位胜任力为基点，本实验教材以夯实必要的基础性实验技能为目标，并为综合性、创新性实验打牢基础，着力训练学生的基本技术、基本知识、基本能力。

　　本册将原来独立设置的医学微生物学、人体寄生虫学和医学免疫学实验进行了优化、整合，精选学科经典、重要的基本内容，删除淘汰的陈旧部分。

　　在编排上，实验开篇不是先交待实验目的而是首先提出"问题与思考"，提出的问题密切围绕本次实验需要但又不拘泥于实验本身，引导学生自主学习；对实验目的不再按传统的"掌握、认识、了解"设置，而是从"学习"角度提出目标；作业形式灵活多样，既有对实验结果的分析、讨论，也有对形态学内容传统的手绘记录和利用数码互动显微镜拍摄观察内容，体现现代教育技术的应用。

　　"综合篇"分册以培养学生发现问题、解决问题为基点，着力训练学生的综合素质与能力，培养学生整体观与整合意识。在遵循学科自身规律的基础上，由浅入深，由简单到综合，设置了综合性、设计性实验，体现学科内、学科间纵向连贯、横向渗透、交叉融合。本分册对设计性实验进行深化，提出动物模型制备方案，大胆引入案例式学习，按照"早临床、多临床、反复临床"和岗位胜任力要求，结合学生学业阶段学习能力，适当联系基础医学相关知识与实际临床案例，鼓励学生围绕案例设计实验，自主提出实验方案，促进医学基础学科与临床医学知识整合，基础课与专业课知识相互渗透交融，是为本实验教材的又一创新亮点。

　　"基础篇"与"综合篇"两个分册既相对独立、更相互衔接，是一个有机整体，方便教学中结合不同专业、拓展训练等实际情况使用。本实验教材适用于临床医学、预防医学、检验医学、全科医学、口腔医学、影像医学、麻醉学、护理学等专业使用。编写工作得到了郑葵阳教授从理念到撰写的悉心指导，得到了科学出版社的鼓励与帮助，在此一并表示感谢。全体编写人员均为一线教学教师，富有教学经验，富有改革热情，希望奉献一本具有时代特点的创新性教材，但由于水平、学识有限，难免有不妥之处，恳请专家、学生批评指正。

汤仁仙

2017 年 12 月

目　　录

本书数字资源

第一章　医学微生物学实验

第一节　细菌学实验

　　细菌是一类体形微小、结构简单的原核细胞型微生物，可通过形态学检查，结合人工培养、生化实验、动物实验、免疫学实验等多种手段，进行细菌综合性鉴定，为临床感染性疾病的诊断与防治提供依据。

实验一　细菌形态学检查

问题·思考
　　1. 细菌的基本形态和特殊结构有哪些？如何进行观察与识别？
　　2. 常用于细菌染色的方法有哪些？
　　3. 革兰染色与抗酸染色的不同点有哪些？
　　4. 影响革兰染色结果的因素有哪些？

一、细菌的基本形态与特殊结构

【目的】
学会镜下观察细菌的基本形态和特殊结构。

【原理】
细菌有相对恒定的形态与结构，经过革兰染色或特殊染色后，借助光学显微镜观察与识别。

【材料】
葡萄球菌、大肠埃希菌、霍乱弧菌革兰染色示教片；肺炎链球菌荚膜染色示教片、变形杆菌鞭毛染色示教片、破伤风梭菌芽胞染色示教片。

【方法】
油镜下观察示教片。

【结果】

1. 细菌的基本形态

　　（1）球菌：葡萄球菌，革兰阳性球菌，镜下菌体呈球形，直径约 $1\mu m$，紫色，葡萄状排列。

　　（2）杆菌：大肠埃希菌，革兰阴性杆菌，镜下菌体呈细杆状，大小为 $(0.4\sim0.7)\mu m\times(1\sim3)\mu m$，红色，散在排列。

　　（3）螺形菌：霍乱弧菌，革兰阴性菌，镜下菌体呈弧形或逗点状，只有一个弯曲，大小为 $(0.5\sim0.8)\mu m\times(1.5\sim3)\mu m$，红色，散在排列。

2. 细菌的特殊结构

（1）荚膜：肺炎链球菌菌体周围淡染区或空白区即为荚膜所在处。

（2）鞭毛：变形杆菌菌体周围有波状丝状物。

（3）芽胞：破伤风梭菌芽胞呈正圆形，直径大于菌体，位于菌体顶端，带芽胞的破伤风梭菌呈鼓槌状。

【注意事项】

1. 观察细菌的基本形态应注意大小、形态、排列方式及染色性。

2. 观察细菌的特殊结构要注意染色方法。

3. 观察示教片时，请勿随意改变镜下视野，以防影响结果观察。

二、不染色标本检查

【目的】

1. 学会操作悬滴法。

2. 领会不染色标本检查的临床意义。

【原理】

鞭毛是细菌的运动器官，有鞭毛的细菌，能在液体中主动、自由、迅速游动，因此，光镜下可直接观察液体标本中细菌的动力及运动状况。

【材料】

变形杆菌、葡萄球菌 6～12h 肉汤培养物、培养箱、普通光学显微镜、接种环、酒精灯、火柴、载玻片、凹玻片、盖玻片、凡士林、小镊子等。

【方法】

1. 悬滴法

（1）取洁净凹玻片 1 张，在凹窝四周涂凡士林少许。

（2）用灭菌的接种环取 1 环变形杆菌或葡萄球菌菌液置于盖玻片中央。

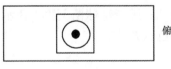

俯视图

侧视图

图 1-1-1 悬滴法示意图

（3）将凹玻片倒合于盖玻片上，使凹窝中央正对菌液。

（4）迅速翻转凹玻片，用小镊子轻压盖玻片，使之与凹窝边缘黏紧封闭，以防水分蒸发（图 1-1-1）。

（5）先用低倍镜找到悬滴，再换高倍镜观察细菌的运动。

2. 压滴法

（1）用灭菌后的接种环取葡萄球菌或变形杆菌菌液 2～3 环，置于洁净载玻片中央。

（2）用小镊子夹一张盖玻片，先使盖玻片一边接触菌液，然后缓缓放下，覆盖于菌液上，避免菌液中产生气泡。

（3）先用低倍镜找到观察部位，再换高倍镜观察细菌的运动。

【结果】

变形杆菌有鞭毛，运动活泼，可向不同方向迅速运动，位移明显。葡萄球菌无鞭毛，不能运动，但受水分子的撞击时呈分子运动（布朗运动），即在一定范围内做往复颤动，位移不大。

【注意事项】

1. 接种环灭菌时，须先靠近火焰预热或放内焰中烤干，然后再在外焰中灼红灭菌。

2. 取菌的接种环切勿过热，否则易将菌烫死。

3. 制作悬滴时四周要黏紧封闭；制作压滴时要避免产生气泡。

4. 使用显微镜观察时应下降聚光器、缩小光圈，以减少光亮。

5. 观察结束后，应将带菌玻片放入消毒缸中消毒。

三、染色标本检查

【目的】

1. 学会制作细菌涂片。

2. 学会革兰染色法与抗酸染色法。

3. 领会革兰染色及抗酸染色的临床意义。

（一）单染法

采用一种染料染色的方法，如用亚甲蓝或稀释石炭酸复红等，使不同细菌均染成同一种颜色。故此法只能显示细菌的形态及大小，对细菌鉴别价值不大。

（二）复染法

采用两种或以上染料染色的方法，此法除可显示细菌形态和大小外，还能进行细菌种类的鉴别，故称为鉴别染色法。

细菌学实验中常用的复染法有革兰染色法（Gram stain）和抗酸染色法。

● **革兰染色法**

【原理】

革兰染色的原理尚未明确，主要有以下三种学说。

1. **等电点学说**　革兰阳性菌的等电点低（pI=2～3），革兰阴性菌等电点较高（pI=4～5），在相同 pH（碱性）条件下，革兰阳性菌所带负电荷比革兰阴性菌多，与带正电荷的结晶紫染料结合较牢固且不易脱色。

2. **通透性学说**　革兰阳性菌细胞壁结构致密，肽聚糖层厚，脂质含量少，乙醇不易透入；而革兰阴性菌细胞壁结构较疏松，肽聚糖层少，脂质含量多，乙醇易渗入。

3. **化学学说**　革兰阳性菌细胞内含有大量核糖核酸镁盐，可与结晶紫和碘牢固地结合成大分子复合物，不易被乙醇脱色；而革兰阴性菌细胞内含极少量的核糖核酸镁盐，吸附染料量少，形成的复合物分子也较小，故易被乙醇脱色。

【材料】

葡萄球菌、大肠埃希菌 18h 斜面培养物，结晶紫染液、卢戈碘液、95%乙醇、稀释石炭酸复红染液、载玻片、生理盐水、接种环、显微镜等。

【方法】

1. 制作细菌涂片

（1）接种环灭菌后取 1～2 环生理盐水放于载玻片上。

（2）接种环灭菌后取少许菌种于载玻片生理盐水中均匀涂布，直径不超过 1cm。

（3）将涂有细菌的载玻片在酒精灯火焰上方干燥或自然干燥，并将有菌部位快速通过火焰，来回 3 次，固定。

2. 染色

（1）初染：结晶紫染液盖满涂片，染色 1min，用细水流冲洗，弃去积水。

（2）媒染：加卢戈碘液作用 1min，用细水流冲洗，弃去积水。

（3）脱色：将玻片反复蘸取酒精缸中酒精 30s，用细水流冲洗，弃去积水。或滴加 95%乙醇数滴，摇动玻片数秒钟，使其均匀脱色，然后斜持玻片，再滴加乙醇，直至流下的乙醇无色为止（约 30s），用细水流冲洗，弃去积水。

（4）复染：加稀释石炭酸复红染 30s，用细水流冲洗，弃去积水。

3. 观察 待标本片自然干燥或用吸水纸吸干后，在涂片区域滴加镜油，置油镜下观察。

【结果】

葡萄球菌呈紫色，为革兰阳性菌，球形、葡萄状排列；大肠埃希菌呈红色，为革兰阴性菌，杆状、散在排列。

【注意事项】

1. 制片时，涂菌太厚或太薄，固定时菌体过分受热及脱色时间长短，都会影响染色结果。

2. 所有染液均应防止蒸发而使其浓度改变，特别是卢戈碘液，其久存或受光作用后易失去媒染作用；涂片积水过多会改变染液浓度，影响染色效果，脱色乙醇以 95%为宜，浓度降低会增强其脱色能力。

3. 细菌的菌龄不同，革兰染色结果也有差异，一般以 18～24h 的培养物染色效果最好，菌龄过长会影响细菌染色性。

● **抗酸染色法**

【原理】

结核分枝杆菌等抗酸菌细胞壁的蜡脂包膜不易着色，但经加热和延长染色时间着色后，不易被盐酸乙醇脱色，故可借此染色法鉴别抗酸菌与非抗酸菌。

【材料】

卡介苗稀释标本或肺结核可疑患者痰液标本，石炭酸复红染液、3%盐酸乙醇、亚甲蓝染液，载玻片、染色夹子、显微镜等。

【方法】

1. 制作细菌涂片 取上述标本约 0.01ml，制成 20mm×25mm 大小的均匀薄涂片。自然干燥或火焰上方干燥后，火焰固定。

2. 抗酸染色

（1）初染：将已固定的菌涂片置于染色架上或用染色夹子夹住，滴加石炭酸复红染液，并在弱火上方加热，见染液冒蒸气时移开火焰片刻，再加热，反复持续 3～5min，用细水流冲洗，弃去积水。

（2）脱色：用 3%盐酸乙醇脱色 1min，直至涂片无红色染液脱下为止，用细水流冲洗，弃去积水。

（3）复染：用亚甲蓝染液复染 1min，用细水流冲洗，弃去积水。滤纸印干。

3. 观察 待标本片自然干燥或用吸水纸吸干后，在涂片区域上滴加镜油，置油镜下检查。

【结果】

镜下可见结核分枝杆菌，在淡蓝色背景下染成红色细长或略带弯曲、有分枝生长趋向的杆菌，此为抗酸染色阳性菌。非抗酸性细菌和细胞杂质染成蓝色。

【注意事项】

1. 制作涂片时，接种环从试管底部取菌为好。

2. 滴加石炭酸复红染液后，在弱火上方加热时，勿煮沸或烘干，随时补充染液以防干涸。

3. 水洗时，防载玻片爆裂。

4. 用滤纸印干载玻片时，印干滤纸只能使用一次，以防假阳性结果。

（三）特殊染色

● 芽胞染色

【原理】

芽胞壁厚、透性低，着色、脱色均较困难。因此，用着色力强的染色剂（如石炭酸复红）在加热条件下进行染色时，染料不仅可以进入菌体，而且也可以进入芽胞，进入菌体的染料可经水洗脱色，而进入芽胞的染料则难以透出，再用复染液（如亚甲蓝染液）染色后，芽胞仍然保留初染剂的颜色，而菌体被染成复染剂的颜色，即菌体和芽胞分别染成蓝色和红色易于区分。

【材料】

类炭疽杆菌或破伤风梭菌陈旧培养物制成的菌悬液，石炭酸复红染液、95%

乙醇、碱性亚甲蓝染液等。

【方法】

1. 制作菌涂片 取菌悬液制成涂片，干燥后，快速通过酒精灯火焰 3 次，固定。

2. 染色

（1）滴加石炭酸复红染液数滴，微火加热染 5min，冷却后水洗。

（2）滴加 95% 乙醇脱色 2min，水洗。

（3）滴加碱性亚甲蓝染液复染 30s，水洗、吸干后油镜观察。

【结果】

芽胞呈红色，菌体呈蓝色。

【注意事项】

1. 染色用破伤风梭菌最好来源于陈旧血平板培养物。

2. 微火加热，使染液冒蒸气（切勿煮沸），加热过程中要随时补充染液，勿让标本干涸。

● **鞭毛染色**

【原理】

细菌的鞭毛极细，直径为 12～30nm，需用电子显微镜观察。但采用特殊染色法时，使鞭毛水肿变粗，经染色后，在普通光学显微镜下也能看到它。

【材料】

变形杆菌斜面培养物，肉汤培养基、琼脂斜面培养基，无菌生理盐水、双蒸馏水、空平皿、鞭毛染色液、亚甲蓝复染剂，载玻片、接种环、酒精灯等。

【方法】

1. 菌种处理

（1）先将变形杆菌（有鞭毛菌）每日在肉汤培养基中转种一次，共 7 次。

（2）取无菌琼脂斜面培养基，先吸出培养基内的凝结水，换以无菌生理盐水 2ml，再接种一环菌液于琼脂斜面与液体交界部，再自该部位向上划线接种，37℃孵育 7～16h。

（3）灭菌的接种从交界处取一环菌液，轻轻放在盛有 3～4ml 双蒸馏水的平皿水面，使菌自由分散，浮在液体表面，静置 4～5min。

2. 制片 接种环从上述液面轻轻挑取一环菌液，放在高度洁净无油脂的载玻片一端，切勿研磨或振动，斜立载玻片，使此菌液沿载玻片向下流，自然流成一薄菌膜。或放入 37℃孵箱内让其自然干燥，不能以火焰固定。

3. 染色

（1）加鞭毛染色液染 10～15min（染色时间长短随室温高低而异，如冬季可置温箱内染色），水洗。

（2）再加亚甲蓝复染剂染 10min，水洗，待干，油镜观察。

【结果】

菌体染成蓝色，鞭毛呈红色。

【注意事项】

（1）此法一般可无须用复染剂，如染色恰当，则细菌菌体与鞭毛皆染成红色。

（2）鞭毛染色时，所用载玻片必须十分洁净毫无油脂。可将玻片先置于重铬酸钾硫酸清洁液中过夜，取出后以清水冲洗干净，再斜插于架上，自然晾干备用。

（3）鞭毛染色液，甲液由饱和硫酸铝钾液（饱和明矾液）2ml、5%石炭酸5ml 与 20%鞣酸 2ml 混合成；乙液是碱性复红酒精饱和液。使用前甲液 9 份与乙液 1 份混合后过夜，次日过滤，一般滤后放置第三天使用最佳。

● 荚膜染色（Hiss 法）

【原理】

荚膜是某些细菌细胞壁外包绕的一层黏液状或胶质状物质。厚度≥0.2μm，普通光学显微镜可以看见。由于荚膜与碱性染料的亲和力弱，不容易着色；可溶于水，易在水洗时被除去。所以常采用负染色法染色，使菌体和背景着色，荚膜不着色，从而在菌体周围形成一透明圈。

【材料】

产气荚膜梭菌小白鼠动物实验肿胀的器官组织，结晶紫乙醇饱和液、20%硫酸铜水溶液等。

【方法】

1. 制片 取产气荚膜梭菌感染的小白鼠肿胀的脏器组织涂片，置空气中自然干燥。

2. 染色

（1）滴加结晶紫乙醇饱和液在弱火上略加热，使染液冒蒸气为止，勿水洗。

（2）以 20%硫酸铜水溶液轻洗去涂片上的染液，勿水洗，滤纸吸干后油镜观察。

【结果】

菌体及背景呈紫色，菌体周围有一圈淡紫色或无色的荚膜。

【注意事项】

（1）荚膜为可溶性物质，很薄且易变形，因此，激烈的冲洗，荚膜可丢失或脱离，故 20%硫酸铜水溶液冲洗时动作要轻柔。

（2）荚膜富含水分，制片时应自然干燥，不可以加热固定，因为加热会使菌体细胞收缩，在菌体周围形成一个清晰的环，易被误认为是荚膜。

（四）其他染色方法

● 异染颗粒染色（Albert 染色）

【原理】

白喉棒状杆菌的异染颗粒主要成分是核糖核酸和多偏磷酸盐，嗜碱性强，对碱性染料的结合能力比菌体大，因此，异染颗粒的染色较菌体深。

【材料】

白喉棒状杆菌吕氏血清斜面培养物，Albert 染色液甲液、乙液等。

【方法】

1. 制片　取白喉棒状杆菌涂片，干燥，经火焰固定，待冷。

2. 染色

（1）滴加甲液染 3～5min，水洗。

（2）加乙液染 1～2min，水洗，吸干，油镜观察。

【结果】

菌体呈浅绿色，异染颗粒呈蓝黑色。

【注意事项】

涂片时取菌不要过多。

● 细胞壁染色

【原理】

细菌细胞壁很薄，革兰阳性菌的细胞壁为 20～80nm，革兰阴性菌的细胞壁为 10～15nm。以肽聚糖为主要化学成分，与染料结合能力差，不易着色，在细菌的染色过程中，染料通常通过细胞壁的渗透、扩散等作用而进入细胞，细胞壁本身并未着色。根据细菌细胞在高渗溶液中会产生质壁分离现象，经染色后也可在普通光学显微镜下区分细胞壁和细胞质膜。

【材料】

枯草芽胞杆菌 16～18h 斜面培养物，10%鞣酸水溶液、0.5%龙胆紫水溶液等。

【方法】

1. 制片　取枯草芽胞杆菌涂片，自然干燥或 37℃温箱烘干。

2. 染色

（1）加 10%鞣酸水溶液固定 15min 后，水洗。

（2）加 0.5%龙胆紫水溶液染 3～5min，水洗，吹干，油镜观察。

【结果】

细胞壁呈紫蓝色，细胞质无色。

【注意事项】

固定切勿用火焰。

● 金胺"O"荧光染色法

【原理】

金胺"O"为荧光染料，在紫外线照射下，能激发出荧光。细菌用荧光染料着色后在荧光显微镜下观察，在黑背景中可见到细菌发出明亮的荧光。由于各种细菌的化学组成和结构的不同，各种荧光染料在菌体各个构成部位中的溶解、吸附、化合情况也不同，因此，发出不同色调和不同亮度的荧光。

【材料】

卡介苗，金胺"O"荧光染液、0.5%盐酸乙醇、0.5%高锰酸钾等。

【方法】

1. 制片　卡介苗涂片，固定，自然干燥或37℃温箱烘干。

2. 染色

（1）滴加金胺"O"荧光染液，染色10～15min，水洗。

（2）用0.5%盐酸乙醇脱色3～5min，到无黄色染液脱下为止，水洗。

（3）加0.5%高锰酸钾复染2min，水洗、待干，荧光显微镜观察。

【结果】

荧光显微镜高倍镜下可见，在暗视野背景下，抗酸菌呈黄绿色或橙黄色荧光。

【注意事项】

荧光染色后涂片应在24h内观察。

【实验报告】

1. 绘图　细菌的基本形态，标明各菌的大小、形态、排列方式及染色性。

2. 绘图　细菌的特殊结构，标明细菌的特殊结构，并注明染色方法。

3. 记录革兰染色过程，并绘制镜下图。

4. 绘图　抗酸染色镜下图。

实验二　细菌的培养

问题·思考

1. 培养细菌需要满足哪些条件？当培养条件不合适时，会发生哪些现象？
2. 培养基制备完成后为什么需要灭菌？如果不进行灭菌会有什么后果？
3. 细菌培养常采用哪些方法？这些方法各有什么目的、意义？
4. 菌落的形态是否可以作为判断细菌种属的标准？为什么？

一、基础培养基的制备

【目的】

学会固体、液体、半固体基础培养基的制备。

【材料】

去离子水、营养琼脂、琼脂粉、1mol/L 或 0.1mol/L NaOH 溶液、1mol/L HCl 溶液、粗制蛋白胨水、精密 pH 6.4～8.0 试纸、康氏试管、华氏试管、无菌空平皿、天平、三角烧瓶、吸管、乳胶瓶塞、吸耳球、玻棒、接种环、接种针、电炉、试管架、酒精灯、高压蒸汽灭菌器等。

【方法】

1. 固体培养基的制备

（1）先将 100ml 去离子水加入 500ml 三角烧瓶中，加 9.4g 营养琼脂，玻棒搅拌呈糊状，再加余水定容至 225ml，搅拌均匀。置电炉上加热溶解，煮沸。测定并调节 pH 至 7.4。

（2）分装 13 支华氏试管，每支加入 2.5ml，塞好瓶塞，包扎。三角烧瓶中剩的培养基，同样塞好瓶塞，包扎，与华氏试管一起高压蒸汽灭菌。

（3）灭菌后趁热将华氏试管摆成斜面，斜面长度约为试管长度的 2/3，冷却后备用；灭菌后的三角烧瓶内培养基待冷却至 50 ℃左右，以无菌操作倾注直径 9cm 无菌空平皿，每块平皿 10～12ml，水平旋转放置平皿，待培养基凝固后，将平皿翻转，备用。

2. 液体培养基的制备　将粗制蛋白胨水 20ml（或按商品液体培养基使用说明称量）放入三角烧瓶中，加温、煮沸，测定并调节 pH 至 7.4，分装 13 支康氏试管，每支加入 1.5ml，塞好瓶塞，包扎，高压蒸汽灭菌，直立冷却，备用。

3. 半固体培养基的制备　先将 10ml 粗制蛋白胨水（或按商品半固体培养基使用说明称量）加入三角烧瓶中，加入 0.06g 琼脂粉，用玻棒搅拌至糊状，再加入 10ml 粗制蛋白胨水，搅拌加热、煮沸至琼脂粉溶解，测定并调节 pH 至 7.4，分装 13 支康氏试管，每支加入 1.5ml，塞好瓶塞，包扎，高压蒸汽灭菌，直立冷却，备用。

二、细菌的培养法

【目的】

学会细菌的划线分离培养法及在不同类型培养基上的接种法。

【材料】

大肠埃希菌、金黄色葡萄球菌、无菌普通琼脂平板、固体斜面、半固体及液体培养基等。

【方法】

1. 平板划线分离培养法（图 1-1-2）

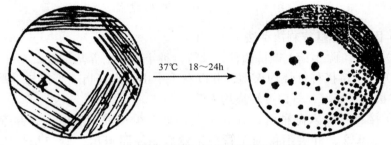

图 1-1-2　固体平板划线分离接种法示意图

（1）右手持接种环灼烧灭菌，冷却后取金黄色葡萄球菌培养物少许。

（2）左手抓握平板并启盖，在平板边缘涂一小区，烧灼接种环，冷却后通过此区连续平行划线至平板直径 1/4 处，即 1 区。

（3）左手逆时针旋转平板约 60°，右手烧灼接种环，冷却后通过 1 区 3 次连续平行划线至平板 1/3 处，即 2 区。

（4）左手逆时针旋转平板约 60°，右手烧灼接种环，冷却后通过 2 区 3 次连续平行划线至平板 1/3 处，即 3 区。

（5）左手逆时针旋转平板约 60°，右手烧灼接种环，冷却后通过 3 区 3 次连续平行划线划满平板，即 4 区。

（6）接种完毕，接种环烧灼灭菌后倒插于试管架。平板底部贴标签，注明实验组和操作者，置于 37℃恒温箱培养 18～24h 后，观察细菌生长现象。

2. 琼脂斜面接种法（图 1-1-3）

（1）左手（除小指）握持菌种管及待接种斜面培养基管。

（2）右手持接种环烧灼灭菌，并以右手中指、无名指、小指与手掌的小鱼际分别夹拨两试管瓶塞，试管口通过酒精灯火焰旋转烧灼灭菌。

（3）将接种环伸入菌种管，取少量细菌，接种于斜面培养管。接种时接种环沿斜面由其底部向上划一直线，然后沿斜面由其底部向上通过直线蜿蜒划线。管口烧灼灭菌、塞好瓶塞。

（4）接种完毕，接种环灭菌后倒插于试管架。培养管贴标签，置于 37℃恒温箱中培养 18～24h，观察细菌生长现象。

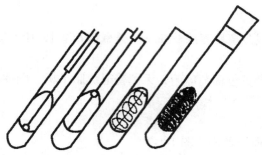

图 1-1-3　琼脂斜面接种法示意图

3. 半固体培养基穿刺接种法（图 1-1-4）

（1）左手（除小指）握持菌种管及待接种半固体培养基试管。

（2）右手持接种针烧灼灭菌，并以右手中指、无名指、小指与手掌的小鱼际分别夹拨两管瓶塞，管口旋转烧灼灭菌。

（3）接种针伸入菌种管，在斜面菌苔处取少量细菌后退出，并垂直插入半固体培养基管，针尖不得插至管底，然后循原路退出，管口烧灼灭菌、塞好瓶塞。

（4）接种完毕，接种针灭菌后倒插于试管架，培养管贴标签，置于 37℃恒温箱中培养 18～24h，观察细菌生长现象。

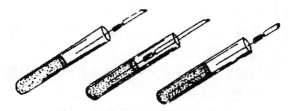

图 1-1-4　半固体穿刺接种法示意图

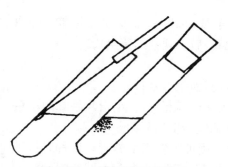

图 1-1-5　液体培养基接种法

4. 液体培养基接种法（图 1-1-5）

（1）左手（除小指）握持菌种管及待接种液体培养基管。

（2）右手持接种环烧灼灭菌，并以右手中指、环指、小指与手掌的小鱼际分别夹拨两管瓶塞，管口旋转烧灼灭菌。

（3）将接种环伸入菌种管，取少量细菌，然后伸入液体培养基管，在接近液面的管壁上轻轻研磨，并蘸取少许液体与之调和，使菌均匀混入液体培养基中。

（4）接种完毕，管口烧灼灭菌、塞好瓶塞，接种环灭菌后倒插于试管架。培养管贴标签，置于37℃恒温箱中培养18～24h，观察细菌生长现象。

三、观察细菌在培养基上的生长现象

1. 细菌在固体琼脂平板培养基上的生长现象　细菌经固体琼脂平板划线分离后，在培养基表面的某些区域形成单菌落。各种细菌所形成的菌落有所不同，可在一定程度上作为细菌鉴定的一个指标。菌落的形态可从以下几个方面进行描述：形状、大小、颜色、边缘是否整齐、表面湿润或者干燥、菌落凸起还是凹陷等。

2. 细菌在固体斜面培养基上的生长现象　细菌接种到固体琼脂斜面后，在斜面表面会形成连接成片的菌苔。不同细菌由于代谢特性的不同，所形成的菌苔在颜色、干燥程度、凸起程度等方面也有所差别。

3. 细菌在半固体培养基上的生长现象　细菌经穿刺接种到半固体培养基中后沿穿刺线开始生长。不同细菌根据其运动性的不同所呈现的培养性状有所区别。通常有鞭毛的细菌沿穿刺线向周围扩散生长，有动力；无鞭毛的细菌无只沿穿刺线生长，无动力。

4. 细菌在液体培养基中的生长现象　细菌接种到液体培养基后，在液体培养基中快速繁殖。根据细菌菌体密度及对氧气的需求的不同，细菌液体培养结果可呈现不同的状态：均匀混浊生长、沉淀生长、表面生长（或称菌膜生长）。

四、菌落计数

【目的】

学会平板菌落计数方法。

【材料】

大肠埃希菌菌液、无菌生理盐水、无菌普通琼脂平板、L 型玻棒、无菌吸管、无菌康氏试管、试管架等。

【方法】

1. 稀释待测菌液　取 5 支无菌康氏试管，按照无菌操作向每支康氏试管中加入 0.9ml 无菌生理盐水，并将 5 支试管依次编号，按照无菌操作向 1 号康氏试管中加入 0.1ml 待测菌液，混匀后从 1 号试管中吸取 0.1ml 菌液转接至 2 号试管，依次将待测菌液稀释为 5 个浓度梯度。

2. 从各试管中吸取 0.05ml 菌液加到对应编号的固体琼脂平板中（每个稀释梯度对应 3 块琼脂平板），用 L 型玻棒依次从高稀释度到低稀释度将菌液均匀涂布。

3. 将涂布均匀的琼脂平板倒放至恒温箱中，37℃培养 18～24h，观察结果，

并记录。

【结果】

选取合适稀释度的平板，对每个平板上菌落数进行计数。

待测菌液菌体数=（平板菌落平均数×稀释倍数×待测菌液体积）/ 0.05ml。

【注意事项】

最好每个编号平行设 3 支试管。

五、细菌菌落变异

（一）S-R 变异

【目的】

学会观察细菌 S-R 变异现象，并理解其意义。

【材料】

光滑型与粗糙型痢疾杆菌培养物，无菌普通琼脂平板，接种环等。

【方法】

将光滑型与粗糙型痢疾杆菌分别接种于无菌普通琼脂平板，置于 37℃孵箱培养 18~24h 后，观察细菌生长现象。

【结果】

光滑型痢疾杆菌形成 S 型菌落，粗糙型痢疾杆菌形成 R 型菌落。

（二）H-O 变异

【目的】

学会观察细菌 H-O 变异现象。

【材料】

变形杆菌斜面培养物，无菌普通琼脂平板，无菌含 0.1%石炭酸琼脂平板，接种针等。

【方法】

将变形杆菌分别点种于无菌普通琼脂平板和无菌含 0.1%石炭酸琼脂平板表面，置 37℃孵箱培养 18~24h 后，观察细菌生长现象。

【结果】

在普通琼脂平板培养基上变形杆菌呈扩散生长，形成以菌接种部位为中心的厚薄交替、同心圆形的层层波状菌苔，称为迁徙生长现象，即 H 菌落；而变形杆菌在含 0.1% 石炭酸琼脂平板上，只在点种处生长，形成单个菌落，即 O 菌落。

（三）L 型变异

【目的】

学会观察 L 型变异现象，并理解其意义。

【材料】

金黄色葡萄球菌菌液、L 型固体培养基平板、新型青霉素Ⅱ型 5µg/纸片、L 型玻棒、无菌吸管、眼科镊子、显微镜等。

【方法】

1. 吸取金黄色葡萄球菌菌液 0.050ml 于 L 型固体培养基平板中央，再用无菌 L 型玻棒均匀涂布。

2. 取 1 片新型青霉素Ⅱ型药物纸片平贴于涂菌平板中央，置于 37℃孵箱培养。逐日在低倍镜下观察。

【结果】

低倍镜下，药片周围抑菌圈中有"油煎蛋样"小菌落生长，即 L 型菌落。

六、菌种保存

【目的】

学习细菌菌种的各种保藏方法。

【原理】

人为创造干燥、低温和缺氧环境，使微生物处于代谢缓慢、生长繁殖受抑制的休眠状态。

【材料】

大肠埃希菌、固体斜面培养基、半固体培养基、液体培养基、接种环、接种针、无菌石蜡油、无菌吸管、菌种保藏管、60% 无菌甘油、试管架、酒精灯等。

【方法】

1. 斜面低温保藏法 采用斜面琼脂接种法，将大肠埃希菌种置固体斜面培养基上，试管口烧灼灭菌，塞好瓶塞，培养管贴标签，置于 37℃恒温箱中培养至形成大量菌苔。4℃冰箱保存。每隔一段时间转接至新的固体斜面培养基上，长出菌苔后继续保藏。

2. 石蜡油封法 采用半固体穿刺接种法，将大肠埃希菌接种至半固体培养基中，管口烧灼灭菌，塞好瓶塞，培养管贴标签，置于 37℃恒温箱中培养至形成大量菌苔。通过无菌操作将无菌石蜡油滴加至半固体培养基上层，使石蜡油高出半固体培养基 10mm，塞好瓶塞，放于 4℃冰箱中保存。每隔一段时间转接至新的半固体培养基中，长出菌苔后继续保藏。

3. 超低温保藏法 采用液体培养基接种法，将大肠埃希菌接种至液体培养基中，置于 37℃恒温箱中培养 18～24h，至菌液明显混浊。吸取 0.75ml 菌液至菌种保藏管中，换用新的无菌移液管向菌种保藏管中加入 60%无菌甘油 0.25ml，拧紧瓶盖，做好标记，震荡混匀，将菌种保藏管放于-80℃超低温冰箱，长期保存。

【注意事项】

1. 平板划线分离培养时，进行下一区的划线前必须灼烧接种环，杀死残留的细菌以达到进一步稀释的目的。

2. 半固体培养基穿刺接种时，接种针不能穿刺到底或穿刺到试管侧壁，以避免细菌沿培养基与试管壁间的缝隙生长，影响结果的观察和判断。

【实验报告】

1. 记录细菌在基础培养基中的生长现象，并分析结果。

2. 描述细菌 S-R 变异、H-O 变异及 L-型变异的生长现象。

3. 试述固体、半固体和液体培养基的主要用途。

实验三 外界因素对细菌的影响

问题·思考

1. 影响微生物消毒灭菌的因素有哪些？为什么高浓度乙醇未必消毒效果好？医用乙醇常用浓度是多少？

2. 紫外线杀菌试验中，在紫外线直接照射区的琼脂表面，为何常有少数菌落存在？

3. 抗生素药物敏感试验中，如抑菌圈内仍有少许菌落存在，将如何解释？

4. 如欲进行一次手术，手术室空气、手术室器械、地面、手术衣、乳胶手套、医生的手、患者的（头面部、腹部）皮肤，分别宜采取何种方法消毒或灭菌？

一、物理因素对细菌的影响

（一）高温杀菌试验

【目的】

1. 了解高温杀菌试验的原理。

2. 理解高温杀菌试验的应用。

【原理】

高温可以引起蛋白变性，使胞内的各种酶活性丧失，破坏遗传物质及碳水化合物、脂质等的结构，进而将微生物杀死。

【材料】

金黄色葡萄球菌或大肠埃希菌稀释菌液 2 份，无菌普通琼脂平板 2 块，L 型玻棒 2 支，无菌移液管 2 支，水浴锅，超净工作台等。

【方法】

1. 取其中一份稀释菌液于水浴锅中煮沸 10 min，自然冷却。

2. 分别用移液管以无菌操作吸取稀释菌液和煮沸后的稀释菌液各 50μl 分别滴加至琼脂平板表面。

3. 分别用 L 型玻棒将菌液涂布均匀，盖平皿盖、贴标签、置于 37℃恒温箱培养 18～24h 后，观察结果。

【结果】

稀释菌液在普通琼脂平板表面有菌生长，而煮沸后的稀释菌液在普通琼脂平板表面无菌生长。

（二）紫外线杀菌试验

【目的】

1. 理解紫外线杀菌试验的原理。

2. 学会紫外线杀菌试验的实验方法。

3. 分析紫外线杀菌试验的结果和意义。

【原理】

紫外线主要作用于细菌的 DNA，使 DNA 链上相邻的两个胸腺嘧啶共价结合形成二聚体，从而干扰细菌 DNA 的复制和转录，导致细菌变异或死亡。

【材料】

枯草芽胞杆菌、金黄色葡萄球菌 18h 培养菌液，无菌普通琼脂平板，无菌棉签与厚纸条、眼科镊子，超净工作台等。

【方法】

1. 用无菌棉签分别蘸取少许枯草芽胞杆菌菌液、金黄色葡萄球菌菌液，分别均匀涂布于无菌普通琼脂平板表面。

2. 用眼科镊子蘸取乙醇经火焰烧灼灭菌后，取一无菌厚纸条分别放置于平板中央。

3. 在超净工作台内，开启平板盖的一半，打开紫外线灯，照射 25min。

4. 用灭菌眼科镊子夹取平板上的厚纸条弃于消毒液碗中，盖平皿盖、贴标签、置于 37℃恒温箱培养 18～24h 后，观察结果。

【结果】

1. 金黄色葡萄球菌普通琼脂平板上，可见紫外线直接照射区域无菌生长或少数菌落生长，玻璃或纸片覆盖区域均有菌苔生长。

2. 枯草芽胞杆菌普通琼脂平板上，可见紫外线直接照射区域有很多菌落生长，玻璃或纸片覆盖区域均有菌苔生长。

【注意事项】

1. 棉签蘸取菌液后，要在管壁处挤压，去除多余水分。

2. 平板表面涂菌要均匀、充分。

3. 紫外线照射后，用灭菌镊子夹取带菌的纸条时，要防止菌抖落，以免造成结果误判。

（三）滤过除菌试验

【目的】

1. 理解滤过除菌试验的原理。

2. 学会滤过除菌试验的实验方法。

3. 分析滤过除菌试验的应用。

【原理】

过滤除菌法是用物理阻留的方法将液体或空气的细菌除去，以达到无菌目的。常用的器具主要是含有微小孔径（孔径小于单个细菌的大小）的滤菌器。

【材料】

金黄色葡萄球菌或大肠埃希菌培养菌液稀释液（OD$_{600}$约为 0.1）2 份，无菌普通琼脂平板 2 块，L 型玻棒 2 支，无菌移液管 2 支，注射器 1 支，滤菌器（0.22μm）1 个，无菌试管 1 支，超净工作台等。

【方法】

1. 用注射器吸取其中一份稀释菌液，于超净工作台内用滤菌器进行过滤，无菌试管收集滤液。

2. 分别用移液管以无菌操作吸取稀释菌液和过滤后的稀释菌液各 50μl 滴加至琼脂平板表面。

3. 分别用 L 型玻棒将菌液涂布均匀，盖平皿盖、贴标签、置于 37℃恒温箱培养 18～24h 后，观察过滤除菌前后细菌的生长现象。

【结果】

滤过除菌前的稀释菌液在普通琼脂平板上有菌苔生长，而滤过后的稀释菌液在普通琼脂平板上无菌苔生长。

二、化学因素对细菌的影响

（一）常用消毒剂的杀菌试验

【目的】

理解消毒剂的作用和意义。

【原理】

化学消毒剂种类繁多，杀菌及抑菌原理各异，包括使菌体蛋白质变性或凝固；改变菌体内酶的活性，影响细菌的代谢；改变细菌表面张力，破坏细菌的细胞壁或损伤细胞膜而影响细菌的化学组成、物理结构和生理活动，从而发挥防腐、消毒甚至灭菌的作用。化学消毒剂的使用浓度、使用方法及其杀菌能力各有不同。必须根据具体情况选用。

【材料】

葡萄球菌 6～8h 培养菌液，普通琼脂平板，1%聚维酮碘（碘伏）、5%石炭酸、0.1%苯扎溴铵（0.1%新洁尔灭）、1%龙胆紫，直径 6mm 无菌滤纸片、无菌棉签、无菌生理盐水、眼科镊子等。

【方法】

1. 用无菌的棉签蘸取葡萄球菌 6～8h 培养菌液，均匀涂布于普通琼脂平板培养基表面。

2. 用灭菌眼科镊分别夹浸有 1%聚维酮碘、5%石炭酸、0.1%苯扎溴铵、1%龙胆紫、无菌生理盐水的直径 6mm 无菌滤纸片，平贴于涂菌平板表面。

3. 做好标记，置于 37℃恒温箱培养 18～24h 后，观察并记录实验结果。

【结果】

纸片周围无细菌生长的区域称为抑菌环（圈），用 mm 尺测量抑菌环的直径，以 mm 为单位计算。抑菌环直径越大相对杀菌效果越好。

【注意事项】

1. 通过纸片直径测量抑菌环大小。

2. 化学消毒剂一般都对人体组织有害，只能外用或用于环境的消毒。

3. 化学消毒剂的应用要适度、适量，消毒时间不能过长。

（二）聚维酮碘消毒手指皮肤前后的细菌检查

【目的】

理解聚维酮碘对皮肤上细菌的杀菌作用。

【原理】

聚维酮碘可杀灭细菌、真菌、病毒，一般不到 1min 就能杀死各种细菌繁殖体，聚维酮碘主要靠碘元素本身起杀菌作用，可卤化菌体蛋白质，使酶失去活性，导致微生物死亡。

【材料】

无菌普通琼脂平板、无菌棉签、1%聚维酮碘、特种铅笔等。

【方法】

1. 取无菌普通琼脂平板1块，在平板外玻璃上用特种铅笔分五个区、标号。

2. 两位同学分别直接以食指轻按1、2区，再以 1%聚维酮碘消毒后 2min 的食指轻按 3、4区，第 5 区作空白对照，盖平皿盖、贴标签、置于37℃恒温箱培养 18～24h 后观察结果。

【结果】

计数各区细菌生长的菌落数，比较手指皮肤消毒前后的带菌情况。

【注意事项】

1. 聚维酮碘有效期为 2 年，平时应密封存放于阴凉、避光的地方，不可存放在冰箱冷藏室，因为其最佳杀菌温度为 30～40℃。

2. 聚维酮碘杀菌强度明显高于红汞；且毒性低，对伤口几乎无刺激性，外用皮肤无色素沉着，用后无需用乙醇脱碘。

3. 聚维酮碘为黄棕色液体，但沾染衣物后易于清洗。

4. 聚维酮碘在碱性环境中杀菌作用会减弱，有机物（如油脂、蛋白质等）可降低其作用，须避免接触。

三、生物因素对细菌的影响

（一）药物敏感试验

【目的】

1. 理解药物敏感试验原理。

2. 学会分析药物敏感试验结果及意义。

【原理】

将含有定量抗菌药物的纸片贴在已接种测试菌的琼脂平板上，纸片中所含的药物吸收琼脂中水分溶解后不断向纸片周围扩散形成递减的梯度浓度，在纸片周围抑菌浓度范围内测试菌的生长被抑制，从而形成无菌生长的透明圈，即抑菌圈。抑菌圈的大小反映测试菌对测定药物的敏感程度，并与该药对测试菌的最低菌浓度（minimum inhibitory concentration，MIC）呈负相关。

【材料】

大肠埃希菌、金黄色葡萄球菌 18h 培养菌液，水解酪蛋白琼脂（MH 琼脂），氨苄西林（AM）10μg/片、阿米卡星（AN）30μg/片、庆大霉素（GM）10μg/片、链霉素（S）10μg/片、生理盐水纸片，眼科镊子、酒精灯、酒精缸、试管架、消毒缸等。

【方法】

1. 用棉签蘸取少许菌液，均匀涂布于平板表面。

2. 用眼科镊子蘸取 95%乙醇经火焰烧灼灭菌后，镊取生理盐水纸片贴于涂菌平皿中央，再分别镊取 4 种抗生素纸片贴于涂菌平皿的 4 个象限，盖皿盖、贴标签、送 37℃孵箱培养 18h，观察纸片周围抑菌圈的大小，测量其直径，判断细菌对该抗生素的敏感程度。

【结果】

用刻度尺量取抑菌环直径，以 mm 为单位。按照表 1-1-1，以敏感、中介、耐药的形式报告结果。

表 1-1-1 细菌对药敏试验纸片敏感程度判断标准

抗生素	纸片含药量（μg）	抑菌圈直径（mm）		
		耐药	中敏	高敏
氨苄西林	10	≤10	10～20	≥20
链霉素	10	≤11	11～15	≥15
庆大霉素	10	≤12	12～14	≥14
阿米卡星	30	≤13	13～18	≥18

【注意事项】

1. 培养基、接种菌量、抗菌药物纸片的质量、孵育的温度和时间、操作是否规范等均能影响本试验的结果。

2. 临床上为保证药敏试验结果可靠，一般均按照一定的规律采用标准菌株同时做药敏试验作为质量控制试验。

（二）噬菌体的特异性溶菌现象

【目的】

理解噬菌体的溶菌作用。

【原理】

噬菌体是细菌的病毒。具有一定的形态结构及严格的寄生性。只能寄生于相应的菌体内，在易感菌体内增殖后，可将宿主细菌裂解。噬菌体的溶菌作用有高度的特异性。因此，可用噬菌体来鉴定细菌的菌种、菌型，协助感染性疾病的诊治。

【材料】

大肠埃希菌、痢疾杆菌 18h 培养菌液，大肠埃希菌噬菌体，普通琼脂平板、无菌生理盐水、无菌棉签、接种环等。

【方法】

1. 先用无菌棉签蘸取大肠埃希菌液均匀涂布于普通琼脂平板培养基第 1、2 象限表面，再用无菌棉签蘸取痢疾杆菌液均匀涂布于平板第 3、4 象限表面。

2. 将平皿置 37℃孵箱开盖 15min，使表面干燥。

3. 用接种环取大肠埃希菌噬菌体分别点种于第 1 和第 3 象限表面涂菌处，第 2 和第 4 象限分别点种无菌生理盐水，37℃恒温箱培养 18～24h 后，观察"空斑"现象。

【结果】

第 1 象限有"空斑"，第 2、3、4 象限无"空斑"。

【注意事项】

接种噬菌体前，琼脂表面要干燥，以防将稀释后生长误认为杀菌现象。

【实验报告】

1. 记录紫外线杀菌实验的原理、结果并分析讨论。

2. 记录各种消毒剂对葡萄球菌抑制作用的强弱，并说明其原因。

3. 记录药敏试验的结果并分析讨论。

4. 记录噬菌斑并分析结果。

（何静妹　寇艳波）

第二节　病毒学实验

病毒是一类形态最小、结构最简单，只能在易感活细胞内复制的非细胞型微生物。病毒颗粒微小，需在电子显微镜下才能被观察到。有些病毒感染细胞后，能够导致宿主细胞的病变效应形成包涵体，借助光学显微镜观察包涵体的形态特点，对某些病毒感染的诊断具有重要辅助作用。

实验一　病毒的培养与观察

问题·思考

1. 比较病毒与细菌的形态结构差异。
2. 病毒为什么必须在活细胞中才能够生长繁殖？
3. 病毒培养的种类及特点。

一、病毒的细胞培养

【目的】

了解常用细胞培养病毒的方法。

【原理】

病毒结构简单、无典型的细胞结构，缺乏产生能量的酶系统，必须在活的易感宿主细胞内寄生，宿主细胞提供原料、能量和场所才能复制。

（一）原代细胞培养

【材料】

小白鼠 1 只、解剖板 1 块、外科镊子 1 把、75%乙醇棉球、白细胞计数板 1 块、盖玻片 1 片、水平低速离心机 1 台、双面双人超净工作台 1 张、酒精灯 2 盏、火柴、试管架 2 个、放废弃物器皿 1 只、手术刀 1 把、眼科剪刀 1 把、眼科镊子 2 把、平皿 2 只、10ml 离心管 2 支、毛细吸管 3 支、250 目筛网 1 个、组织匀浆器 1 只、12 孔培养板 1 块、Hanks 液、1640 培养液（含 10%血清）、CO_2 培养箱。

【方法】

1. 颈椎脱臼处死小鼠，置 75%乙醇中浸泡 3min 消毒，无菌操作取小鼠肾，放在平皿内用 Hanks 液漂洗 3 次。

2. 用眼科剪刀将肾剪成小块（1～2mm³），并以眼科镊子将碎块移至组织匀浆器中，加 5ml Hanks 液碾磨至混浊。

3. 组织匀浆液过 250 目筛网，收集滤液并以 500～800rpm 离心 5min，弃上清，加入适量 1640 培养液，配制成 $5×10^5$ 个/ml 细胞悬液。

4. 将细胞悬液分装于培养板各孔，盖板盖，置 37℃ CO_2 培养箱孵育。

5. 细胞 24h 贴壁，3～5d 长成单层，即可接种病毒。

【结果】

光学显微镜下观察被分离的原代细胞贴壁前和贴壁生长状态。

【注意事项】

1. 严格的无菌操作，防止细胞污染。

2. 选择生长良好的贴壁细胞接种病毒，选取不同的时间点观察细胞病变。

（二）传代细胞（细胞株）培养法

【材料】

80%左右细胞培养物、弯头毛细滴管 3 支、12 孔培养板 2 块、Hanks 液、0.25%胰酶、1640 培养液（含 10%血清）。

【方法】

1. 吸、弃旧培养液，加 0.25%胰酶，以覆盖细胞层为限。

2. 待细胞附着松动、边缘卷起、间隙增大时，加入新培养液。

3. 轻轻反复吹打制成单个细胞悬液。

4. 按 1∶3 移种 12 孔培养板，置 37℃ CO_2 培养箱孵育。

5. 待细胞培养 24h 贴壁，3～4d 长成单层，即可接种病毒。

【结果】

光学显微镜下观察传代细胞贴壁前和贴壁生长状态。

【注意事项】

1. 严格的无菌操作，防止细胞污染。

2. 要制成单个细胞悬液接种铺板。

二、病毒的鸡胚培养

【目的】

熟悉病毒的鸡胚尿囊腔接种法，学会鸡胚培养病毒液的收集。

【材料】

流感病毒悬液、9～11 日龄鸡胚、1ml 注射器、钻头、卵架、检卵灯、无菌镊子、无菌毛细吸管、无菌华氏管、无菌生理盐水、碘酒棉球、透明胶带、记号笔、恒温培养箱等。

【方法】

1. 孵育 9～11d 的鸡胚（图 1-2-1），置检卵灯上检视，找出气室及胚胎位置，并做出标记，同时在尿囊与气室交界边缘上约 1cm 处，避开血管作一标记，作为注射点。

2. 用碘酒消毒标记部位，用消毒钻头钻孔，仅破蛋壳，勿穿卵膜。

3. 将鸡胚直立于卵架上，无菌注射器吸取流感病毒悬液，注射器与鸡胚成

45°角从小孔处刺入 1cm 左右，即达尿囊腔，注射流感病毒悬液 0.1～0.2ml。

4. 接种后用透明胶带封闭小孔，标记好日期，置卵架上放 33～35℃孵箱培养，每日检视鸡胚的死活，如果鸡胚在接种后 24h 内死亡为非特异性死亡，则弃之。

5. 孵育鸡胚 48～72h 后取出，放 4℃冰箱过夜使其血液凝固，鸡胚死亡。

6. 将鸡胚直立于卵架上，消毒气室部位卵壳，用无菌镊子将壳剥去，另用一无菌镊子撕开壳膜及绒毛尿囊膜，用无菌毛细吸管吸取尿囊液，收集于无菌试管内，可得 5～10ml 尿囊液，用血凝试验检测有无病毒，并计算病毒血凝效价。

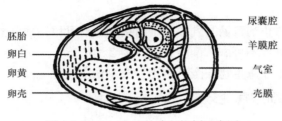

胚胎　卵白　卵黄　卵壳　　尿囊腔　羊膜腔　气室　壳膜

图 1-2-1　9～11 日龄鸡胚解剖示意图

【结果】

观察鸡胚接种病毒前后的变化，记录收集的病毒液。

【注意事项】

1. 严格无菌操作，防止鸡胚污染。

2. 接种时应尽量避免针头刺伤鸡胚而导致死亡。

3. 接种病毒后的鸡胚，培养条件需保持稳定。

三、病毒的动物培养——乳鼠颅内接种法

【目的】

学会小鼠颅内接种病毒的方法。

【材料】

乳鼠 2 只、乙型脑炎病毒悬液、无菌 1ml 注射器 2 支、外科镊子 2 把、碘伏棉球、试管架 1 个、放废弃物器皿 1 只。

【方法】

1. 用外科镊子捏取乳鼠尾部，另一只手轻轻固定乳鼠：拇指与食指捏住鼠两耳，无名指、小指与掌侧大鱼际捏住鼠尾。

2. 分别用蘸有碘伏棉球消毒乳鼠颞部皮毛。

3. 用装有病毒液的注射器在乳鼠颞部，即眼外眦与同侧耳根连线中点偏耳根处进针：遇阻力，稍使劲即有突破感即可（图 1-2-2），注入病毒悬液 0.02～0.03ml。

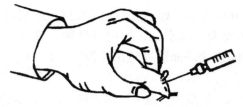

图 1-2-2　小白鼠颅内注射法

【结果】

每日观察乳鼠情况，一般在 3～4d 开始发病，最终因麻痹死亡。

【注意事项】

1. 消毒时，防止消毒液与乳鼠的眼睛接触，对乳鼠造成强烈的刺激。

2. 小鼠脑内进针不可戳入颅腔太深，为 2～3mm。

3. 操作过程中注意生物安全，防止针头刺伤皮肤。

四、病毒致细胞病变效应

【目的】

学会观察病毒致细胞病变所致的细胞形态改变。

【原理】

病毒在宿主细胞内大量增殖，导致细胞病变，包括细胞皱缩、变圆、聚集、融合、脱落、坏死和包涵体的形成等现象，称为致细胞病变效应。

【材料】

人胚肾细胞、病毒悬液（脊髓灰质炎病毒、腺病毒或麻疹病毒等）、毛细吸管 3 支、12 孔培养板 2 块、含 10%血清的培养基、培养箱、示教标本、光学显微镜。

【方法】

1. 将人胚肾细胞接种在细胞培养瓶中，并用 2ml 含 10%血清的培养基进行培养，置于 37℃、5% CO_2 的培养箱中，每天显微镜下观察细胞的贴壁生长状况：人胚肾细胞单层均匀地贴在管壁上，细胞多为多角样上皮细胞，折光一致。

2. 选择生长良好、细胞密度在 80%～90%的细胞，弃掉其培养液，并接种已稀释的病毒悬液（如脊髓灰质炎病毒、腺病毒、麻疹病毒）2ml。同时设不加病毒的对照细胞。

3. 每日或隔日观察细胞的变化，连续 7d。

【结果】

1. 脊髓灰质炎病毒导致的细胞病变特征，包括细胞变圆，脱落、坏死等现象。

2. 腺病毒感染导致的细胞病变特征，包括细胞变圆、团聚，呈葡萄串状。

3. 麻疹病毒感染导致的细胞病变特征，可见细胞融合形成多核巨细胞。

【注意事项】

1. 严格无菌操作，防止细胞污染。

2. 操作过程中注意生物安全，佩戴手套，防止病毒感染。

3. 用不同的放大倍数镜下观察病毒导致的细胞病变效应。

五、包涵体

【目的】

学会观察病毒包涵体，并掌握其诊断意义。

【原理】

某些病毒在感染的宿主细胞中，形成的与正常细胞结构和着色不同的圆形或椭圆形斑块。

【材料】

狂犬病病毒感染的海马部位神经组织病理示教片。

【方法】

光学显微镜下观察神经细胞中的狂犬病病毒包涵体。

【结果】

狂犬病毒内基小体的镜下特点：可见神经细胞胞质中有一个或数个被染成红色的圆形或椭圆形的小体。

【注意事项】

油镜观察内基小体。

【实验报告】

绘图：脊髓灰质炎病毒、腺病毒和麻疹病毒导致的人胚肾细胞的病变、内基小体。

实验二　病毒的血凝和血凝抑制实验

问题·思考
1. 比较血凝和血凝抑制实验的异同点。
2. 为何要配制 4 个血凝单位用于血凝抑制试验？

一、血凝试验

【目的】

学会病毒血凝试验的原理和方法。

【原理】

某些病毒（如流感病毒）表面的血凝素能与人、豚鼠、鸡等某些动物红细胞上的血凝素受体结合，引起红细胞聚集，称为血凝现象。

【材料】

含血凝素的病毒悬液、0.5% 鸡红细胞、生理盐水、康氏管 10 支、试管架 3 个、带吸头并贴标签 1ml 吸管 3 支、吸管架 1 个、放污染物（含消毒剂）的器皿 1 只。

【方法】

取康氏管 10 支排列于试管架，首先按表 1-2-1 向各管加定量生理盐水，然后向第 1 管加血凝素（病毒悬液）0.05ml，混匀吸出 0.25ml 至第 2 管，待混匀后吸出 0.25ml 至第 3 管，以此类推，直至第 9 管吸出 0.25ml 弃去，至此完成血凝素的系列稀释（从 1：10 直至 1：2560），第 10 管加 0.25ml 生理盐水作为对照。稀释完后向各管加 0.25ml 鸡红细胞，置室温 30min，观察结果（观察管底，勿摇晃）。

表 1-2-1　血凝试验　　　　　　　　（单位：ml）

试管号	1	2	3	4	5	6	7	8	9	10 生理盐水对照
生理盐水	0.45	0.25	0.25	0.25	0.25	0.25	0.25	0.25	0.25	0.25
病毒悬液	0.05	0.25	0.25	0.25	0.25	0.25	0.25	0.25	0.25	0.25 弃去
稀释倍数	1：10	1：20	1：40	1：80	1：160	1：320	1：640	1：1280	1：2560	—
0.5% 鸡红细胞	0.25	0.25	0.25	0.25	0.25	0.25	0.25	0.25	0.25	0.25

摇匀，置室温 30min 左右观察结果

结果										
结果举例	+++	+++	+++	++	++	+	+	-	-	对照

【结果】

结果判断：

+++　红细胞呈薄层铺管底，边缘略卷曲。

++　红细胞在管底呈环状，边缘小凝块。

+　红细胞在管底呈小圆点，边缘凝块明显。

－　红细胞沉管底呈小圆点。

按表 1-2-1 结果举例，病毒的血凝效价为 1∶160（出现++凝集的最高稀释的血凝素），即病毒液稀释到 1∶160 时，即 0.5 ml 中含有 1 个血凝单位。配置 4 个血凝单位时，病毒液稀释为 1∶40。

【注意事项】

1. 操作过程中防止吸管混用。

2. 鸡红细胞必须新鲜，用之前吹打混匀。

二、血凝抑制试验

【目的】

学会病毒血凝抑制试验的原理和方法。

【原理】

病毒表面的血凝素被相应血凝素抗体封闭后，再加入人、豚鼠、鸡等某些动物红细胞则不发生凝集现象，称为血凝抑制。

【材料】

1∶5 血凝素抗体、4 个血凝单位的病毒液（4U 病毒液）、0.5% 鸡红细胞、生理盐水、康氏管 10 支、试管架、带吸头并贴标签 1ml 吸管 4 支、吸管架、放污染物（含消毒剂）器皿 1 只。

【方法】

表 1-2-2　血凝抑制试验　　　　　　（单位：ml）

试管号	1	2	3	4	5	6	7	8 血清 对照	9 抗原 对照	10 红细胞 对照
生理盐水	0.25	0.25	0.25	0.25	0.25	0.25	0.25	0.25	0.25	0.50
1∶5 血清	0.25	0.25	0.25	0.25	0.25	0.25	0.25 弃去 0.25	1∶5 血清 0.25	—	—
血清稀释	1∶10	1∶20	1∶40	1∶80	1∶160	1∶320	1∶640	1∶10	—	—
4U 病毒液	0.25	0.25	0.25	0.25	0.25	0.25	0.25	0.25	0.25	—
0.5% 鸡红细胞	0.25	0.25	0.25	0.25	0.25	0.25	0.25	0.25	0.25	0.25

续表

试管号	1	2	3	4	5	6	7	8 血清 对照	9 抗原 对照	10 红细胞 对照
				摇匀，置室温 30min 左右观察结果						
结果										
结果举例	−	−	−	−	+	++	+++	+++	对照	对照

结果判断：凝集结果判断标准与血凝试验相同。以能完全抑制红细胞凝集的血清最高稀释倍数（结果观察为—）作为血凝抑制效价。例如，表 1-2-2 中结果举例，血凝抑制效价为 1∶80。

【注意事项】

1. 倍比稀释血清时，充分混匀，还应避免产生气泡。

2. 加病毒液及红细胞时应在管内液面上方加样，以免交叉污染，影响实验结果。

3. 每次试验必须设置阳性、阴性及空白对照，判别试验是否成立。

4. 结果判断要及时。

【实验报告】

记录血凝试验和血凝抑制试验结果并分析讨论。

（汤仁仙　孔凡运）

第三节　真菌学实验

真菌是一大类真核细胞型微生物。少数为单细胞、多数为多细胞结构。多细胞真菌的菌丝、孢子及菌落是鉴别真菌的重要依据。

实验一　真菌的形态学检查与观察

问题·思考
1. 酵母菌与一般细菌相比有哪些突出的特征?
2. 真菌培养与细菌、病毒有什么区别?

一、真菌的形态结构

【目的】

学会观察单细胞真菌、多细胞真菌菌丝和孢子的形态、结构。

【原理】

酵母型和类酵母型真菌为单细胞真菌,菌体呈圆形或椭圆形,以芽生方式繁殖。酵母型真菌不产生菌丝,如新型(生)隐球菌;类酵母型真菌产生假菌丝,如白假丝酵母菌。多细胞真菌则由菌丝和孢子组成,不同真菌的菌丝和孢子的形态不同。

【材料】

白假丝酵母菌革兰染色示教片、新型隐球菌墨汁负染色示教片、絮状表皮癣菌乳酸酚棉蓝染色示教片、普通光学显微镜等。

【方法】

用低倍和高倍显微镜观察示教片。

【结果】

1. 白假丝酵母菌　菌体呈圆形或卵圆形,直径 3～6μm,革兰染色阳性。细胞出芽产生芽生孢子,孢子伸长相连而成假菌丝,在假菌丝中间或顶端常有大圆形的厚膜孢子。

2. 新型隐球菌　菌体呈圆形或卵圆形,直径 4～20μm,周围有宽厚的荚膜,有时可见到发芽的菌体,常呈单芽,有时也可见多芽。菌体与荚膜不着色,透亮,背景为黑色。

3. 絮状表皮癣菌　菌丝较细,有分隔,呈球拍状、结节状或螺旋状,菌丝侧壁及顶端可见壁薄的棒状大分生孢子,无小分生孢子。

【注意事项】

革兰染色示教片多用油镜观察,其他可选用高倍镜或低倍镜观察,以高倍镜为佳。

二、真菌的染色法

（一）新型隐球菌的墨汁负染色

【目的】

学会墨汁负染色法。

【原理】

背景着色而标本不着色的染色法称为负染色法。新型隐球菌具有很厚的荚膜，不易着色，在黑色优质墨汁的背景下，显微镜下可清晰观察到新型隐球菌菌体。

【材料】

新型隐球菌培养物、优质墨汁（如印度墨汁）、载玻片、盖玻片、接种针、酒精灯、普通光学显微镜等。

【方法】

1. 取一滴优质墨汁置载玻片上，用接种针挑取少量新型隐球菌菌苔放在墨汁中，均匀混合。

2. 盖上盖玻片，置显微镜下观察。

【结果】

黑色背景下可见新型隐球菌菌体，呈圆形或卵圆形，大小不一，菌体周围、透明发亮的厚荚膜，有时可见发芽的菌体。

【注意事项】

1. 菌苔与染液混合时，动作要轻柔，以免芽生孢子脱落。

2. 将盖玻片平稳放下，不要产生气泡。

（二）乳酸酚棉蓝染色法

【目的】

学会乳酸酚棉蓝染色法。

【原理】

霉菌的菌丝、孢子经染色时，其结构容易改变，如用乳酸酚棉蓝染液染色霉菌标本时，细胞结构不变形；而且染液本身为蓝色，有一定染色效果；此外，染液具有杀菌防腐作用、不易干燥、能保持较长时间的特点。

【材料】

石膏样小孢子菌沙保弱培养物、乳酸酚棉蓝染液、载玻片、盖玻片、接种环、酒精灯、普通光学显微镜等。

【方法】

1. 取洁净载玻片一块，滴加 2～3 滴乳酸酚棉蓝染液，用接种环取石膏样小孢子菌培养物少许与染液混匀。

2. 加上盖玻片于显微镜下观察。

【结果】

真菌菌丝和孢子被染成蓝色。可见石膏样小孢子真菌菌丝细，呈球拍状及破梳状等；多见纺锤状薄壁大分生孢子，也可见到厚壁孢子及小分生孢子。

【注意事项】

石膏样小孢子菌的培养时间不宜过长，以免影响染色效果。

【实验报告】

绘图新型隐球菌墨汁染色图。

实验二　真菌的培养与观察

问题·思考

　　1. 比较真菌与细菌、病毒的培养条件有哪些异同？

　　2. 真菌培养法有哪些特点？

一、沙保弱培养基的制备

【目的】

学会沙保弱培养基的制备过程。

【原理】

真菌对营养要求不高，其中，蛋白胨提供碳源和氮源；葡萄糖提供能源和碳源；琼脂是培养基的赋形剂。

【材料】

葡萄糖 40g、蛋白胨 10g、琼脂 15g、蒸馏水或去离子水 1000ml、三角烧瓶、电炉、高压蒸汽灭菌器等。

【方法】

将上述成分加入 1000ml 蒸馏水或去离子水中，搅拌加热煮沸至完全溶解，分装、包扎，115℃高压灭菌 15min，冷却至 50℃左右时，以无菌操作倾入直径 90mm 的无菌平皿，每块平皿倾注 10～12ml 培养基，待凝固后将平皿翻转，备用。

【结果】

无菌沙保弱培养基平板。

【注意事项】

1. 加热溶解培养基时，要不断搅拌，防止糊底。

2. 制备时不必矫正 pH。

二、真菌的培养

【目的】

学会真菌的培养方法。

【原理】

大培养法是将培养物接种在培养皿内的培养基上，主要用于纯菌种的培养和研究。小培养法是将培养物接种在载玻片上的培养基上，主要用于菌种鉴定。不同的真菌在沙保弱培养基上生长形成的菌落特征及产生的色素有助于鉴别真菌，其菌丝和孢子的特征也为鉴别菌种提供重要依据。

【材料】

真菌菌种、沙保弱培养基、接种针、无菌解剖刀或小铲、酒精灯、无菌载玻片、无菌盖玻片、培养箱、普通光学显微镜等。

【方法】

1. 培养皿培养法（大培养法）　用接种针挑取菌种少许，点种在培养皿内的培养基上，22～28℃培养数日至数周。

2. 载玻片培养法（小培养法）

（1）在无菌培养皿中先倾注 10～15ml 沙保弱培养基，待凝固后，用无菌解剖刀或小铲将培养基切成边长约 10mm 的方块。

（2）然后将方块移放在灭菌的载玻片上，在方块培养基四边的中点接种已经分离纯化的真菌菌种，盖上无菌盖玻片。

（3）移入有一定湿度的无菌培养皿内，置 22～28℃培养。

【结果】

培养皿培养法用来观察真菌的菌落。载玻片培养法可将载玻片上的培养物置于显微镜下直接观察。这种方法既可以保持霉菌自然生长状态，还便于观察不同发育期的培养物，是观察真菌结构特征及生长发育全过程的有效方法。

【注意事项】

1. 注意培养温度，浅部真菌为 22～28℃，深部真菌为 37℃培养生长良好。

2. 培养物观察时间，白假丝酵母菌培养 24～48h，而皮肤丝状菌则需培养 1～7d。

三、真菌菌落的观察（示教）

【目的】

认识真菌的菌落特征。

【原理】

不同的真菌在真菌培养基上生长，具有不同的菌落特征，根据其特征来鉴定菌种。

【材料】

白假丝酵母菌培养物、新型隐球菌培养物、石膏样小孢子菌培养物。

【方法】

肉眼和显微镜下观察培养物的菌落。

【结果】

1. 酵母型菌落　新型隐球菌在沙保弱培养基上，初为乳白色细小菌落，菌落黏稠、光滑，变大后转变为橘黄色，最后变为棕褐色。显微镜下观察，可见芽生孢子，看不到菌丝。

2. 类酵母型菌落　白假丝酵母菌在沙保弱培养基上，菌落圆形、较大、灰白色，呈奶酪样，带有浓厚的酵母气味。培养的时间长一点，菌落增大，颜色变深，质地由柔软变硬，由光滑变为有皱褶。显微镜下观察，可见藕节状细胞链形成的假菌丝，向下生长，伸入培养基内，如倒置的树枝。

3. 丝状菌落 石膏样小孢子菌在沙保弱培养基上，开始为白色菌落，后呈棕黄色粉末状菌落。背面呈米黄色或红褐色，正面和背面常呈现不同颜色。

【注意事项】

真菌培养的时间较长，为防杂菌污染，可在培养基中加入抗生素，如氯霉素或青霉素等。

【实验报告】

简述载玻片培养法（真菌小培养）的特点。

（肖淑宁）

第四节 其他微生物实验

实验一 螺 旋 体

问题·思考

1. 如何区分螺旋体的种类？
2. 如何检查牙垢中的螺旋体？

一、螺旋体的形态观察

【目的】

学会识别致病性螺旋体的形态特征。

【原理】

螺旋体的形态因种类而异，其大小、螺旋的数目、规则程度和螺距是识别螺旋体的重要依据。

【材料】

钩端螺旋体镀银染色示教片、梅毒螺旋体镀银染色示教片、奋森疏螺旋体镀银染色示教片。

【方法】

显微镜下观察螺旋体，仔细比较其大小，螺旋的数目、规则程度和螺距等。

【结果】

镜下背景为淡黄褐色，螺旋体被染成棕褐色至棕黑色。

1. 钩端螺旋体 螺旋细密规则，一端或两端弯曲呈钩状、问号状或 S、C 形，菌体纤细整齐，粗细均匀。

2. 梅毒螺旋体 螺旋较为细密规则，两端尖直，有 8～14 个规则螺旋。

3. 奋森疏螺旋体 螺旋较为稀疏，有 3～10 个不规则的螺旋，呈波纹状，两端稍尖。

【注意事项】

镜检时要调整好光圈或聚光镜的高度，增加视野的明暗对比度，便于观察螺旋的特征。

二、螺旋体的镀银染色法

【目的】

学会螺旋体的镀银染色法。

【原理】

镀银染色法使螺旋体变粗，便于在光学显微镜下观察。

【材料】

牙签、载玻片、生理盐水、Fontana 镀银染色液（包括固定液、媒染剂及硝酸银染液）、酒精灯、光学显微镜等。

【方法】

1. 涂片　加生理盐水 1 滴于载玻片中央，用牙签取牙垢少许与盐水混匀制作涂片。

2. 干燥与固定　待涂片干燥后，滴加固定液固定 1min 后，用水冲洗。

3. 媒染　滴加媒染剂，加温至有蒸汽出现，作用 0.5min，水洗。

4. 银染　加硝酸银染液，微加温，染色约 0.5min，水洗。

5. 镜检　涂片干燥后，油镜观察。

【结果】

螺旋体呈棕褐色或黑褐色，有 3～10 个稀疏不规则的螺旋。

【注意事项】

1. 牙垢涂片不易太厚，否则背景太脏，影响对螺旋体的观察。

2. 进行镀银染色时，银染温度不宜太高，时间不宜太长，否则会影响染色效果。

三、钩端螺旋体的培养

【目的】

了解钩端螺旋体的培养特性。

【原理】

兔血清可促进钩端螺旋体的生长，并能中和其代谢过程中产生的毒性物质。

【材料】

柯氏培养基、兔血清、钩端螺旋体液体培养物、无菌吸管、培养箱。

【方法】

1. 往柯氏培养基中加入兔血清，使血清含量为 10%。

2. 用无菌吸管将钩端螺旋体液体培养物接种于培养基中，28℃培养 1～2 周。

【结果】

钩端螺旋体在液体培养基中呈半透明云雾状生长，轻轻摇动可见絮状物升起。

【注意事项】

1. 钩端螺旋体生长缓慢，其生长过程中注意培养基不要被杂菌污染。

2. 在分离培养过程中需要严格无菌操作，防止对环境的污染或人体的感染。

【实验报告】

绘图牙垢中的螺旋体。

实验二 支 原 体

问题·思考

1. 比较支原体与细菌 L 型的主要特征，有哪些异同点？

2. 临床上常见哪些支原体致病？怎样诊断？

一、支原体的形态观察

【目的】

认识支原体的形态特征。

【原理】

支原体无细胞壁，革兰染色阴性，且不易着色。常用姬姆萨（Giemsa）染色，效果较好，菌体呈淡紫色。

【材料】

肺炎支原体姬姆萨染色示教片、光学显微镜。

【方法】

镜下观察肺炎支原体姬姆萨染色示教片。

【结果】

肺炎支原体呈淡紫色，大小为 0.2～0.3μm，呈高度多形性，多为球状、球杆状及丝状。

【注意事项】

观察示教片时，请同学不要旋转移动器旋钮，勿改变镜下视野，以免影响其他同学观察。可以旋转微调旋钮，适应不同同学的视力要求，以便看清标本。

二、支原体的菌落观察

【目的】

认识支原体的菌落。

【原理】

支原体无细胞壁，且能在无生命培养基上生长，形成"油煎蛋样"菌落。

【材料】

肺炎支原体菌落示教物。

【方法】

低倍镜下观察肺炎支原体菌落示教物。

【结果】

低倍镜下菌落呈"油煎蛋样"，大小不一。

【注意事项】

观察菌落的大小、形状和颜色。

【实验报告】

绘图支原体的菌落。

实验三 衣原体与立克次体

一、衣原体

【目的】

认识沙眼衣原体包涵体的形态特征。

【材料】

沙眼衣原体包涵体姬姆萨染色示教片、光学显微镜。

【方法】

观察示教片细胞中的沙眼衣原体包涵体的形态。

【结果】

沙眼衣原体在眼结膜上皮细胞内可形成 4 种不同类型的包涵体。原体较小，染成紫红色，始体较大，染成深蓝色或暗紫色。

1. 散在型包涵体 圆形或卵圆形，散在于细胞质内，一个上皮细胞内含 1～3 个或更多包涵体，由始体组成。

2. 帽型包涵体 形如帽檐，大小不等，紧贴在细胞核上或稍有间隙，多半由始体连接排列而成。

3. 桑椹型包涵体 圆形或椭圆形，形如桑椹，较大，单独或一面依附在细胞核上，由始体和原体堆积而成。

4. 填塞型包涵体 常将整个胞质填塞充满，而将细胞核压挤变成梭形或其他形状，为巨大包涵体，绝大部分由原体堆积而成。

【注意事项】

油镜观察包涵体的颜色、位置及形状。

二、立克次体

（一）立克次体形态观察

【目的】

认识立克次体的形态特点。

【材料】

恙虫病东方体的姬姆萨染色示教片、光学显微镜等。

【方法】

油镜下观察恙虫病东方体感染的小白鼠脾脏涂片。

【结果】

镜下可见在单核细胞的胞质内靠近细胞核旁,有成堆染成紫蓝色的短杆状或球杆状的恙虫病东方体。

【注意事项】

注意立克次体的形态、排列方式、染色性和在宿主细胞内的分布位置。

(二)外斐反应

【目的】

理解外斐反应的原理并体会其意义。

【原理】

外斐反应是利用变形杆菌的某些菌株(OX_2、OX_{19}、OX_K)的菌体抗原代替立克次体,测定立克次体患者血清中的抗体,常规采用试管法。

【材料】

变形杆菌 OX_2、OX_{19}、OX_K 菌液,待检血清,康氏试管,试管架,生理盐水,吸管,吸管架,标签纸,恒温箱。

【方法】

1. 取洁净康氏试管 7 只,排成一排置于试管架中,按顺序标号。共 3 排。

2. 用 1ml 吸管吸取生理盐水(NS),每管分别加入 0.5ml。

3. 用 1ml 吸管吸取 1:10 稀释的待检血清 0.5ml 加入第 1 管中,使血清与生理盐水充分混匀。然后吸取 0.5ml 加入第 2 管中,充分混匀后,吸取 0.5ml 加入第 3 管,如此按顺序倍比稀释至第 6 管为止,自第 6 管吸出 0.5ml 弃去。第 1 管至第 6 管血清的稀释倍数依次是 1:20、1:40、1:80、1:160、1:320、1:640,第 7 管以生理盐水作对照,稀释方法可参阅图 1-4-1。

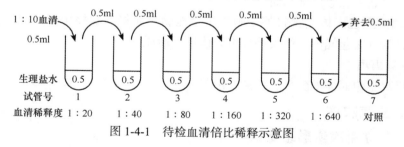

图 1-4-1 待检血清倍比稀释示意图

4. 将 OX_2、OX_{19}、OX_K 三种变形杆菌菌液,以无菌生理盐水稀释成 9×10^8 个/ml 菌液后,分别加入三排康氏试管内,每管加入 0.5ml。此时每管血清的稀释倍数递增一倍(表 1-4-1)。

5. 将各管振荡摇匀,置于 37℃恒温箱中过夜,次日观察结果。

表 1-4-1　外斐反应　　　　　　　　　　（单位：ml）

试管号	1	2	3	4	5	6	7
待检血清	1：20	1：40	1：80	1：160	1：320	1：640	NS
血清最终稀释度	1：40	1：80	1：160	1：320	1：640	1：1280	对照
（举例）OX_2	++++	+++	++	++	+	－	对照
OX_{19}	+++	++	++	+	－	－	对照
OX_K	－	－	－	－	－	－	对照

【结果】

1. 结果判定　观察试管中液体的混浊程度和管底的凝集块，判定凝集程度，得出血清效价，作为临床诊断疾病的参考依据。

2. 血清效价是指能与一定量的抗原发生肉眼可见的明显凝集（即++凝集）的血清最高稀释倍数，称为血清的效价。血清效价代表血清中抗体的含量，血清效价愈高，所含抗体的量愈多，如表 1-4-1 OX_2 血清效价为 1：320，OX_{19} 血清效价为 1：160。

【注意事项】

1. 该抗原不稳定，不宜长期保存。

2. 观察结果时，不要振荡试管。

3. 首先观察抗原对照管，应呈均匀混浊现象，再从每排第一管起观察试验管，比较液体的澄清度和管底的凝集块。

4. 变形杆菌尿路感染、伤寒、钩体病、回归热、疟疾、严重肝病等患者，本试验可出现假阳性，故应密切结合临床、动态观察、综合判断。

【实验报告】

1. 绘图沙眼衣原体的包涵体。

2. 记录外斐反应的结果，并分析讨论。

实验四　放　线　菌

问题·思考

何谓硫磺样颗粒？有何临床意义？

【目的】

观察放线菌临床标本硫磺样颗粒压片，初步认识放线菌的形态特征。

【原理】

在患者病灶组织和脓样物质中，一些菌种的菌丝可缠绕呈团，形成肉眼可见的黄色微菌落，称为硫磺样颗粒，它是放线菌在组织中形成的菌落，具有诊断意义。

【材料】

放线菌硫磺样颗粒压片、光学显微镜。

【方法】

低倍或高倍镜下观察压片。

【结果】

镜下可见颗粒压片呈菊花状，中央为分枝的无隔菌丝交织组成；外周为放射状排列的细长菌丝，菌丝末端膨大呈棒状。

【注意事项】

临床可疑标本直接压片，用低倍和高倍镜观察。

【实验报告】

绘图放线菌硫磺样颗粒。

（肖淑宁）

第二章 医学寄生虫学实验

第一节 原 虫

原虫为单细胞真核生物，具有完整的生理功能，如运动、呼吸、消化、排泄及生殖等。原虫体积微小，形态多样，可寄生于人体腔道、体液、组织或细胞内。掌握常见人体寄生原虫的形态特征可为原虫所致疾病的诊断提供依据。

实验一 阿 米 巴

问题·思考
1. 实验室检查溶组织内阿米巴有哪些常用方法？
2. 镜下观察标本时，要注意哪些问题？

【目的】
1. 认识溶组织内阿米巴滋养体和包囊的形态特点。
2. 比较溶组织内阿米巴与主要非致病性阿米巴（如结肠内阿米巴）的形态特点。
3. 学习生理盐水涂片法和碘液染色法。

【材料】
1. **溶组织内阿米巴滋养体、包囊** 玻片标本。
2. **结肠内阿米巴滋养体、包囊** 玻片标本。
3. 载玻片、盖玻片、显微镜、擦镜纸、废物缸、滴管、生理盐水、卢戈碘液、香柏油、二甲苯等。

【方法】
1. **油镜观察** 溶组织内阿米巴和结肠内阿米巴滋养体、包囊（铁苏木素染色）。
2. **碘液染色法** 在载玻片上加一小滴碘液，挑取少许粪便在碘液中涂抹均匀，加盖玻片，高倍镜观察。

【结果】
1. **溶组织内阿米巴**
（1）滋养体（铁苏木素染色）：油镜观察，虫体呈不规则的椭圆形，外质透明但不明显，少数能见到伪足。内质颗粒状，可见 1 个到数个染成黑蓝色的红细胞，1 个蓝黑色、泡状的圆形细胞核，有极薄而染成暗色的核膜，核膜内缘有排列整齐、大小均匀的核周染色质粒，核仁点状，常居中，核仁与核膜之间隐约可见核纤丝（图 2-1-1）。

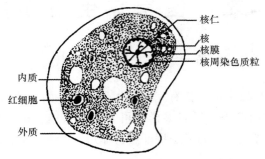

图 2-1-1　溶组织内阿米巴滋养体模式图

（2）包囊

1）碘液染色标本：高倍镜观察，包囊染成黄棕色，圆球形。囊壁发亮，不着色，有明显的界线。细胞核 1～4 个，呈小亮圈状。未成熟包囊含有 1～2 个细胞核，偶见糖原泡，染成棕红色；而拟染色体呈亮棒状或亮块状，一般不易见到。成熟包囊含有 4 个细胞核，拟染色体和糖原泡多已消失。

2）铁苏木素染色标本：油镜观察，包囊圆球形，染成黑蓝色，囊壁不着色，内有 1～4 个细胞核。单核和双核包囊的核较大，可见两端钝圆、深蓝色的拟染色体，数目不等，因位置不同，有时只见到其顶端，呈黑点状；糖原泡因固定和染色过程中被溶解而呈空泡状。大多数成熟包囊的细胞核较小，多无拟染色体和糖原泡（图 2-1-2）。

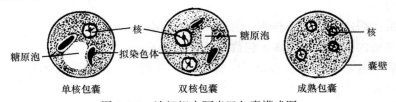

单核包囊　　　　双核包囊　　　　成熟包囊

图 2-1-2　溶组织内阿米巴包囊模式图

2. 结肠内阿米巴

（1）滋养体（铁苏木素染色）：油镜观察，长圆形或圆形，直径 15～50μm，较溶组织内阿米巴稍大，内外质不分明。胞质呈蓝黑色粗颗粒型，内含 1 个细胞核，核仁较大、黑色、常偏位，核膜内缘的核周染色质粒大小不一且排列不均匀，另外含有空泡和食物泡等，食物泡内常含有很多细菌和酵母菌等，不吞噬红细胞。

（2）包囊（铁苏木素染色）：油镜观察，直径为 10～30μm，圆球形，较溶组织内阿米巴包囊大，囊壁较厚，不着色，内含细胞核 1～8 个，核仁大、常偏位，核周染色质粒分布不均，未成熟包囊胞质内可见糖原泡、草束状或碎片状拟染色体。成熟包囊含有 8 个细胞核，多无糖原泡和拟染色体（图 2-1-3）。

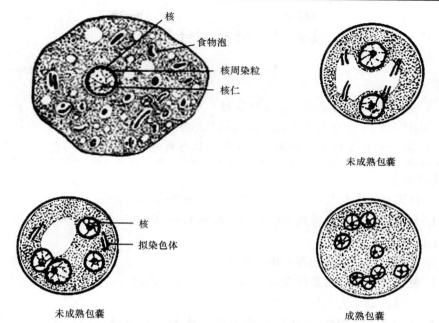

图 2-1-3 结肠内阿米巴滋养体及包囊模式图

【注意事项】

1. 收集标本宜取粪便中的血和黏液部分，粪便越新鲜越好，以免滋养体死亡。

2. 粪便和尿液不能混在一起，收集器皿要洁净，不能留有消毒溶液或其他化学品，否则可促使滋养体死亡。

3. 气温低时要注意标本的保温，保持滋养体的活力。

4. 一次涂片检查阳性率仅约 30%，因此应当隔数天再收集粪便反复检查。

【实验报告】

拍摄虫体图片并注明结构：

1. 溶组织内阿米巴包囊（名称、取材、染色、放大倍数）。

2. 结肠内阿米巴包囊（名称、取材、染色、放大倍数）。

实验二　杜氏利什曼原虫

【目的】

1. 认识杜氏利什曼原虫无鞭毛体和前鞭毛体的形态特征。

2. 学习杜氏利什曼原虫无鞭毛体和前鞭毛体的染色方法。

【材料】

1. 杜氏利什曼原虫无鞭毛体　玻片标本。

2. 杜氏利什曼原虫前鞭毛体　玻片标本、活体标本。

3. 中华白蛉　大体标本。

4. 感染田鼠的脾、手术镊、载玻片、甲醇、姬姆萨染液、染色架、染色缸、显微镜、香柏油、擦镜纸、二甲苯等。

【方法】

1. 高倍镜观察　活体标本。

2. 油镜观察　杜氏利什曼原虫无鞭毛体和前鞭毛体（姬姆萨染色）。

3. 无鞭毛体涂片及染色　取经实验感染的田鼠脾一小块，用镊子将组织的切面置于载玻片上，涂一均匀薄层，自然干燥后，甲醇固定，滴加姬姆萨染液覆盖组织涂片，室温染色半小时，水冲洗晾干后镜检。

【结果】

1. 杜氏利什曼原虫

（1）无鞭毛体（姬姆萨染色）：油镜观察，首先识别正常的巨噬细胞、感染无鞭毛体后胀大的巨噬细胞和破损的巨噬细胞。部分破损的巨噬细胞周围散在大量的无鞭毛体。仔细观察，可见无鞭毛体为椭圆形或圆形，长径约为红细胞直径的 1/3。细胞质为浅蓝色，细胞核大而圆，动基体为杆状，细胞核和动基体均被染成紫红色（图 2-1-4）。

（2）前鞭毛体

1）姬姆萨染色标本：油镜观察，可见前鞭毛体呈长梭形，前端稍钝，后端稍尖。细胞质染成浅红色或淡蓝色，细胞核圆形，染成紫红色，位于虫体中央，动基体在虫体前端，由此向前端伸出一根游离的鞭毛。

2）活体标本：取人工培养的前鞭毛体进行生理盐水涂片后，用高倍镜观察。可见许多前鞭毛体运动活泼，鞭毛自由挥动，常聚集在一起，形成菊花状排列（图 2-1-4）。

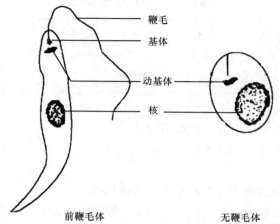

图 2-1-4　杜氏利什曼原虫无鞭毛体及前鞭毛体模式图

2. 中华白蛉　放大镜观察，成虫体小，黄褐色，全身密被细毛，头部有一对明显的黑色复眼，胸部呈驼背状，足细长。

【注意事项】

未用盖玻片封片的玻片标本，切勿用力擦拭玻片染色部分，以免标本损坏。

【实验报告】

拍摄虫体图片并注明结构：杜氏利什曼原虫前鞭毛体和无鞭毛体（名称、取材、染色、放大倍数）。

实验三　阴道毛滴虫

问题·思考

　　1. 检查阴道毛滴虫感染的患者时，应如何采集样本？

　　2. 检测阴道毛滴虫感染的方法有哪些？

【目的】

1. 认识阴道毛滴虫滋养体的形态特征。

2. 观察阴道毛滴虫滋养体的运动特点。

【材料】

1. 阴道毛滴虫滋养体　玻片标本、活体标本。

2. 显微镜、香柏油、擦镜纸、二甲苯、废物缸、滴管、玻片等。

【方法】

1. 高倍镜观察　活体标本。

2. 油镜观察　阴道毛滴虫滋养体（姬姆萨染色）。

3. 生理盐水涂片法　遇到疑似滴虫性阴道炎的患者，可用消毒棉签在阴道后穹窿部拭取分泌物，制备生理盐水涂片后镜检。

【结果】

滋养体

　　（1）姬姆萨染色标本：油镜观察，虫体呈梨形或椭圆形，由于固定的关系，虫体形状多样。细胞核染成紫红色，椭圆形，位于虫体前 1/3 处；具有 4 根前鞭毛和 1 根后鞭毛，前鞭毛向前伸出，后鞭毛向后，沿虫体波动膜外缘呈波浪状延伸；波动膜位于虫体外侧前 1/2 处，为虫体做旋转式运动的器官；在虫体中央，有一根轴柱，贯穿虫体并从末端伸出体外。胞质内有深染的蓝色颗粒，为该虫特有的氢化酶体。

　　（2）活体标本：用滴管吸取一小滴阴道毛滴虫滋养体培养液置于载玻片上，加盖玻片，低倍镜下寻找会动的圆球形虫体，再换高倍镜观察滋养体的活动特点。高倍镜观察，阴道毛滴虫滋养体呈梨形，无色半透明，前鞭毛成束，挥动迅速，波动膜作波浪状运动，身体向前窜行（图 2-1-5）。

【注意事项】

　　环境温度较低时，检查阴道毛滴虫滋养体的生理盐水应加温至 30～37℃，涂片后立即镜检，以免虫体不动，不易检出。

【实验报告】

　　拍摄虫体图片并注明结构：阴道毛滴虫滋养体（名称、取材、染色、放大倍数）。

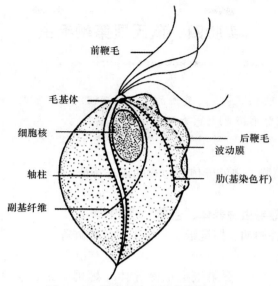

前鞭毛

毛基体

细胞核

轴柱

副基纤维

后鞭毛

波动膜

肋(基染色杆)

图 2-1-5　阴道毛滴虫滋养体模式图

实验四　蓝氏贾第鞭毛虫

问题·思考

　　1. 蓝氏贾第鞭毛虫包囊与其他原虫（如溶组织内阿米巴）包囊如何鉴别？

　　2. 诊断蓝氏贾第鞭毛虫感染的方法有哪些？

【目的】

认识蓝氏贾第鞭毛虫滋养体和包囊的形态特征。

【材料】

1. 蓝氏贾第鞭毛虫滋养体、包囊　玻片标本。

2. 显微镜、香柏油、擦镜纸、二甲苯、废物缸等。

【方法】

1. 油镜观察　蓝氏贾第鞭毛虫滋养体（姬姆萨染色）和包囊（铁苏木素染色）。

2. 高倍镜观察　蓝氏贾第鞭毛虫包囊（碘液染色）。

【结果】

1. 包囊

（1）碘液染色标本：高倍镜观察，包囊较小，卵圆形，黄绿色，囊壁较厚，囊内有2～4个核，常聚在一端。

（2）铁苏木素染色标本：油镜观察，包囊呈蓝黑色，卵圆形，囊壁厚，不着色，囊内可见 2～4 个核，以及黑色的基体、轴柱和丝状物等结构。囊内虫体与囊壁之间有不均匀的空隙（图 2-1-6）。

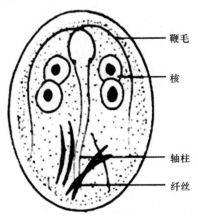

鞭毛

核

轴柱

纤丝

图 2-1-6　蓝氏贾第鞭毛虫包囊模式图

2. 滋养体（姬姆萨染色）　油镜观察，虫体被染成紫蓝色，呈倒置梨形，左右对称，前端钝圆，后端尖细。虫体前端腹面凹陷成吸盘，吸盘底部有 1 对卵圆形的细胞核，染成紫红色；有 4 对鞭毛，分别为前、后、腹和尾鞭毛各 1 对；中央有 1 对轴柱，贯穿虫体前后端，不伸出体外，轴柱中部有 1 对半月形的中体（图 2-1-7）。

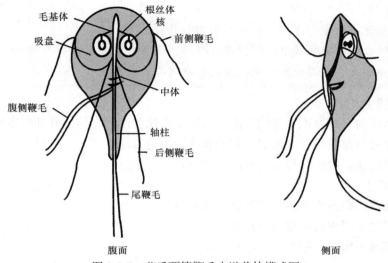

图 2-1-7　蓝氏贾第鞭毛虫滋养体模式图

【注意事项】

1. 未用盖玻片封片的玻片标本，切勿用力擦拭玻片染色部分，以免标本损坏。

2. 铁苏木素染色的包囊标本采集自粪便标本，背景较深，需选择粪膜较薄、染色较淡的区域，便于观察包囊的内部结构。

【实验报告】

拍摄虫体图片并注明结构：蓝氏贾第鞭毛虫滋养体和包囊（名称、取材、染色、放大倍数）。

实验五 疟 原 虫

【目的】

1. 认识间日疟原虫和恶性疟原虫红细胞内期各期形态特征并加以鉴别。

2. 学习疟原虫厚、薄血膜涂片的制作及染色方法。

3. 观察鼠疟原虫红细胞内期的形态特点。

【材料】

1. 间日疟原虫红细胞内期形态 玻片标本。

2. 恶性疟原虫红细胞内期形态 玻片标本。

3. 疟原虫卵囊、子孢子 玻片标本。

4. 感染伯氏疟原虫小鼠。

5. 消毒棉球、甲醇、姬姆萨染液、染色架、染色缸、蜡笔、载玻片、剪刀、镊子、吸水纸、显微镜、香柏油、擦镜纸、二甲苯等。

【方法】

1. 油镜观察 间日疟原虫环状体、大滋养体、裂殖体及雌、雄配子体（姬姆萨染色）；恶性疟原虫环状体及雌、雄配子体（姬姆萨染色）。

2. 高倍镜观察 疟原虫子孢子、卵囊。

3. 薄血膜涂片制作与染色

（1）薄血膜制作：以感染伯氏疟原虫的小鼠为模型，进行断尾采血并制备薄血膜。将鼠尾用酒精棉球消毒，用剪刀剪去鼠尾末端 2～3mm，轻轻挤压，使血液流出。取一洁净载玻片，将一小滴鼠尾血（直径 2～3mm）滴于玻片一端，再取另一洁净载玻片（推片），将其下缘置于血滴之前，以 45°角与血滴接触，待血液沿推片下缘向两侧扩散开后，匀速向前推成薄膜。理想的薄血膜末端呈舌状，自然干燥后进行染色。

（2）姬姆萨染色：方法见杜氏利什曼原虫。

【结果】

1. 红细胞内期疟原虫（姬姆萨染色） 油镜观察，薄血膜涂片中的红细胞内期疟原虫形态多样，细胞质被染成淡蓝色，细胞核染成紫红色，疟色素呈棕黄色。

（1）间日疟原虫

1）环状体（早期滋养体）：细胞质染成淡蓝色，纤细呈环状，中央有空泡，直径约为红细胞的 1/3；核 1 个，圆形，染成紫红色，偏于环的一边，形似镶有红宝石的戒指。被寄生红细胞无明显变化，1 个红细胞内一般只有 1 个环状体。

2）大滋养体（晚期滋养体）：虫体变大，核 1 个，细胞质增多，形状不规则，出现伪足，空泡明显，胞质内出现棕黄色烟丝状疟色素。被寄生红细胞开始胀大，颜色变浅，并出现染成淡红色的薛氏小点。

3）裂殖体：大滋养体发育成熟，虫体变圆，胞质内空泡消失，核开始分裂后即称为裂殖体。未成熟裂殖体仅可见核分裂而无充分的胞质分裂，核数目多为 2～12 个；成熟裂殖体细胞核分裂为 12～24 个，细胞质也相应分裂，并包围着细胞核形成 12～24 个椭圆形裂殖子，疟色素集中成堆，大多位于虫体一边。被寄生的红细胞胀大同大滋养体期。

4）配子体：虫体核 1 个，较大；细胞质呈圆形或椭圆形，占满整个胀大的红细胞；疟色素均匀分布在虫体内。配子体是有性生殖的开始，有雌雄配子体之分。

A. 雄配子体：核大而疏松，淡红色，多位于虫体中央。细胞质淡蓝色。疟色素分散、较少。

B. 雌配子体：核小而致密，深红色，多偏向虫体一侧。细胞质深蓝色。疟色素分散、较多。

（2）恶性疟原虫

恶性疟原虫大滋养体和裂殖体主要集中在内脏毛细血管中，外周血涂片中一般找不到。

1）环状体：虫体小，直径为红细胞的 1/6～1/5，有时位于红细胞边缘。核 1～2 个，胞质纤细，呈环状。1 个红细胞内可含有 2 个或 2 个以上环状体。被寄生的红细胞大小同正常红细胞，偶尔出现少量红色的茂氏点。

2）配子体

A. 雄配子体：腊肠形，两端钝圆，细胞质淡蓝色。细胞核较大，淡红色，核质疏松，位于虫体中央。疟色素呈黄棕色，小杆状，松散分布于核周围。

B. 雌配子体：新月形，两端较尖，细胞质蓝色。细胞核较小，深红色，核质紧密，位于虫体中央。疟色素紧密地分布在核周围。

2. 红细胞外期疟原虫

（1）卵囊（囊合子）：低倍镜观察，在按蚊消化道切片的胃壁上有突出的圆形囊状物，即为卵囊。外周为囊壁，有的可见囊内有无数细丝状物（子孢子）。

（2）子孢子（姬姆萨染色）：油镜观察，虫体细长，常弯曲呈 "C" 或 "S" 形，两端尖细。胞质呈蓝色，核染成紫红色，位于虫体中央。

【注意事项】

1. 用油镜观察薄血膜涂片中疟原虫时，可从血膜的近尾端看起，此部分血膜较薄，红细胞重叠少，易于看清红细胞内的虫体。

2. 正确区分虫体与血小板、细菌及染料杂质。确定虫体时，要具备以下条件：虫体在红细胞内寄生，染色后有红色核和蓝色胞质。

3. 制作薄血膜涂片时，血量不宜太多或太少，两玻片间的夹角要恰当，推片边缘要平整，用力要均匀，一次推成，切勿中途停顿或重复推片。

4. 小鼠尾静脉采血时应从鼠尾远端开始，逐渐向近端进行。同时操作需小心，以防被小鼠抓伤。

【实验报告】

拍摄虫体图片并注明结构：

1. 间日疟原虫环状体、大滋养体、裂殖体及雌、雄配子体（名称、取材、染色、放大倍数）。

2. 恶性疟原虫环状体及雌、雄配子体（名称、取材、染色、放大倍数）。

实验六 刚地弓形虫

【目的】

认识弓形虫滋养体和卵囊的形态特征。

【材料】

1. 弓形虫滋养体、卵囊 玻片标本。

2. 感染弓形虫小鼠。

3. 显微镜、香柏油、擦镜纸、二甲苯、废物缸等。

【方法】

1. 高倍镜观察 弓形虫活体标本。

2. 油镜观察 弓形虫滋养体、卵囊（姬姆萨染色）。

【结果】

1. 滋养体

（1）姬姆萨染色标本：油镜观察，虫体呈香蕉形或半月形，一端较尖，一端钝圆，一侧较扁平，一侧微凸。细胞核1个，染成红色，细胞质蓝色，在虫体较尖的一端有时可见一个较小的红色副核。

（2）活体标本：取弓形虫感染小鼠的腹腔液制成涂片，置于高倍镜下观察。可见滋养体呈半月形，无色半透明（图2-1-8）。

2. 卵囊标本（姬姆萨染色） 油镜观察，圆形或椭圆形，大小为10～12μm，具两层囊壁。成熟卵囊含2个孢子囊，每个孢子囊分别由4个子孢子组成。

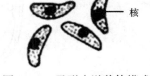

核

图 2-1-8 弓形虫滋养体模式图

【注意事项】

1. 标本采集自小鼠腹腔液，镜下注意将弓形虫滋养体与小鼠的腹腔细胞、细胞碎片及染液颗粒区分。

2. 进行弓形虫活体标本的观察时，虫体呈无色半透明，注意调节显微镜的光线。切勿触碰到活体标本，以防感染。

【实验报告】

拍摄虫体图片并注明结构：弓形虫滋养体（名称、取材、染色、放大倍数）。

实验七 隐孢子虫

问题·思考
    隐孢子虫病的诊断方法是什么？

【目的】
认识隐孢子虫卵囊的形态特征。
【材料】
1. 卵囊 玻片标本。
2. 显微镜、香柏油、擦镜纸、二甲苯、废物缸。
【方法】
油镜观察 隐孢子虫卵囊（改良抗酸染色）。
【结果】
卵囊 油镜观察，粪便标本被染为蓝绿色，卵囊为玫瑰红色，呈圆形或椭圆形，直径 4~6μm，成熟卵囊内含 4 个裸露的子孢子和残留体。子孢子为月牙形，因观察的角度不同，显示囊内子孢子排列呈多态状；残留体为暗黑色颗粒状物（图 2-1-9）。

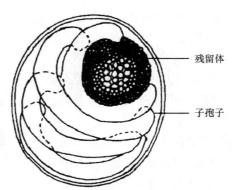

残留体

子孢子

图 2-1-9 隐孢子虫卵囊模式图

【注意事项】
选择标本染色适中的区域观察，染色过深或过浅的区域不利于观察虫体结构。
【实验报告】
拍摄虫体图片并注明结构：隐孢子虫卵囊（名称、取材、染色、放大倍数）。

（潘 伟 郑葵阳）

第二节　吸　　虫

吸虫种类繁多，生活史复杂，含多个发育阶段及宿主的转换。成虫多为雌雄同体，呈叶状或舌状，具有口、腹吸盘。幼虫期形态多样，依次为毛蚴、胞蚴、雷蚴、尾蚴和囊蚴。虫卵形态和结构是虫种鉴别和确诊的重要依据。

实验一　华支睾吸虫（肝吸虫）

问题·思考

1. 华支睾吸虫可引起哪些病变？为什么患者肝左叶的病理损伤更明显？
2. 华支睾吸虫的实验室检查有哪些方法？
3. 观察蠕虫卵应从哪几个方面进行？

【目的】

1. 认识华支睾吸虫成虫、囊蚴和虫卵的形态特征。

2. 观察华支睾吸虫中间宿主的形态。

3. 学习华支睾吸虫的致病和肝脏的典型病变。

【材料】

1. 华支睾吸虫　成虫：大体标本、玻片标本；囊蚴、虫卵：玻片标本。

2. 第一中间宿主（豆螺）、第二中间宿主（麦穗鱼）　大体标本。

3. 华支睾吸虫感染豚鼠的病肝　大体标本、切片标本。

4. 感染华支睾吸虫囊蚴的麦穗鱼。

5. 剪刀、镊子、载玻片、显微镜、香柏油、擦镜纸、二甲苯、废物缸等。

【方法】

1. 显微镜观察　虫卵。先低倍镜，再换高倍镜观察。

2. 显微镜或解剖镜下观察　囊蚴、成虫（卡红染色）、肝病理切片（HE染色）。

3. 肉眼观察　豆螺、麦穗鱼、成虫及病肝大体标本。

4. 鱼肉压片　用于华支睾吸虫囊蚴的检查。用剪刀剥去鱼体背部的皮和鳞片，剪取一块米粒大小肌肉组织，放在两张载玻片中间，用力压薄，低倍镜观察囊蚴。囊蚴似纽扣大小，椭圆形，囊壁薄而均匀，有一幼虫卷曲在囊中，缓慢回旋运动，排泄囊黑褐色。

【结果】

1. 成虫

（1）玻片标本（卡红染色）：解剖镜观察，虫体呈葵花籽仁状，狭长扁平，前端较窄，后端较钝圆。口吸盘位于虫体前端，腹吸盘约在虫体前 1/5 处，较口吸盘略小。口位于口吸盘中央，后接球形而膨大的咽，咽后方为一短的食管，向后分为两支肠管，沿虫体两侧平直向下延伸，末端呈盲管。雌雄同体，体中部有1 个深红色、边缘分叶的卵巢，其上发出一支输卵管，通入膨大的卵模，其外被以梅氏腺。棕黄色的管状子宫，其内充满虫卵，由虫体中部盘曲向上，开口于腹吸盘附近的生殖孔。睾丸 2 个，呈分枝状，纵列于虫体的后 1/3 处，每个睾丸各发出一支输出管，约在虫体中部会合为贮精囊，经射精管开口于生殖腔。在卵巢和睾丸之间有一椭圆形受精囊，与输卵管相通。虫体两侧有滤泡状卵黄腺，从腹吸盘向下延至受精囊水平。

（2）大体标本：肉眼观察，虫体灰白色，半透明，可见虫体前部充满黄褐色虫卵的子宫和两侧深褐色的肠管，其他结构看不清楚。

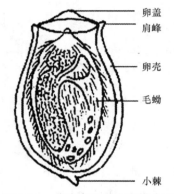

图 2-2-1　华支睾吸虫虫卵模式图

2. 虫卵　为寄生人体的最小蠕虫卵。低倍镜观察，呈黄褐色，芝麻大小。高倍镜观察，虫卵似西瓜籽状，前端较窄，有一明显小盖，盖的边缘因卵壳增厚隆起形成肩峰，后端钝圆，可见疣状突起（棘突），内含毛蚴（图 2-2-1）。

3. 囊蚴（卡红染色）　低倍镜观察，呈椭圆形或圆形，囊壁两层，外层较厚，内层较薄，幼虫迂曲在囊内，可见口吸盘和腹吸盘，排泄囊黑色，大而明显。

4. 中间宿主　肉眼观察，豆螺为华支睾吸虫第一中间宿主，麦穗鱼为第二中间宿主。

5. 病肝

（1）切片标本（HE 染色）：低倍镜观察，胆管扩张，管壁增厚，胆管内可见虫体断面；汇管区大量嗜酸粒细胞浸润，纤维组织增生。

（2）大体标本：肉眼观察，肝肿大，病变以肝左叶和边缘部为主，质地较硬，病变区肝表面高低不平，可见黄豆粒大小灰白色、近圆形扩张的胆管末端凸出。胆囊增大，内有泥沙状结石。

【注意事项】

1. 虫卵标本固定后，放置时间久，卵内毛蚴已死亡钙化，在镜下有时看不到清晰的毛蚴结构。

2. 做鱼肉压片时，要戴口罩及手套，做好防护措施。

【实验报告】

拍摄虫体图片并注明结构：华支睾吸虫虫卵（名称、取材、染色、放大倍数）。

实验二　卫氏并殖吸虫（肺吸虫）

问题·思考

1. 卫氏并殖吸虫可寄生于人体哪些部位？分别采用什么方法进行检查？
2. 卫氏并殖吸虫的实验室诊断与其他吸虫有哪些异同点？

【目的】

1. 认识卫氏并殖吸虫成虫、尾蚴、囊蚴和虫卵的形态特征。

2. 观察卫氏并殖吸虫中间宿主的形态。

3. 学习卫氏并殖吸虫的致病和肺的病理标本。

【材料】

1. 卫氏并殖吸虫　成虫：大体标本、玻片标本；囊蚴、尾蚴、虫卵：玻片标本。

2. 第一中间宿主（川卷螺），第二中间宿主（蝲蛄、溪蟹），卫氏并殖吸虫感染狗的病肺　大体标本。

3. 显微镜、香柏油、擦镜纸、二甲苯、废物缸等。

【方法】

1. 显微镜观察　虫卵。先低倍镜，再换高倍镜观察。

2. 低倍镜或解剖镜观察　成虫、尾蚴、囊蚴（卡红染色）。

3. 肉眼观察　川卷螺、蝲蛄、溪蟹、成虫、病肺大体标本。

【结果】

1. 成虫

（1）玻片标本（卡红染色）：解剖镜观察，虫体卵圆形，前端有口吸盘，中央有腹吸盘，口、腹吸盘大小相近。睾丸 1 对，分叶状，左右并列于虫体后 1/3 处。卵巢分叶，与盘曲成团的子宫并列于腹吸盘的后外侧，子宫内充满金黄色虫卵。两支肠管沿虫体两侧形成 3～4 个弯曲到达虫体后端，末端为盲端。浓密的卵黄腺分布于虫体两侧。

（2）大体标本：肉眼观察，虫体卵圆形，灰白色，肥厚，背面隆起，腹面平坦，形如半粒大豆，新鲜标本呈肉红色，在虫体腹面中央可见乳白色腹吸盘，前端可见口吸盘。

2. 虫卵　低倍镜观察，虫卵呈金黄色，椭圆形，形状常不对称。高倍镜观察，卵壳厚而不均匀，卵盖对侧的卵壳明显增厚，卵盖明显，较宽大，略倾斜，有的虫卵卵盖已脱落，卵内含 1 个卵细胞和多个卵黄细胞（图 2-2-2）。

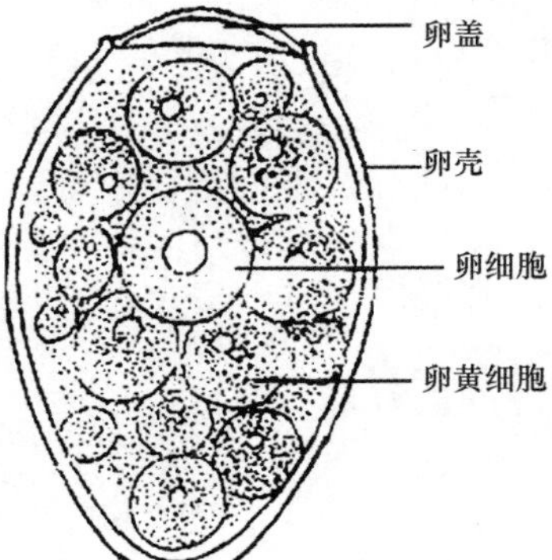

图 2-2-2　卫氏并殖吸虫虫卵模式图

（图中标注：卵盖、卵壳、卵细胞、卵黄细胞）

3. 尾蚴（卡红染色）　尾蚴分为体部和尾部，体部椭圆形，尾部短小呈球状，属微尾型尾蚴。

4. 囊蚴（卡红染色）　低倍镜观察，囊蚴圆形或椭圆形，有内外两层囊壁，外壁薄而易破，内壁坚厚，囊内幼虫称后尾蚴，蜷缩卷曲于囊内，仅见充满黑褐色颗粒的排泄囊和两支弯曲的肠管。

5. 中间宿主　肉眼观察，川卷螺为卫氏并殖吸虫第一中间宿主，壳质坚硬，具有 6～7 个螺层，呈褐色。蝲蛄、溪蟹为第二中间宿主。

6. 病肺大体标本　肉眼观察，两肺可见蚕豆大小虫囊，气管旁有纤维瘢痕组织增生。

【注意事项】

1. 虫卵标本固定后，放置时间久，卵内细胞已死亡钙化，镜下有时看不到清晰的卵细胞和卵黄细胞。

2. 观察肺吸虫标本时，注意比较各虫期与其他吸虫的形态差异。

【实验报告】

拍摄虫体图片并注明结构：卫氏并殖吸虫虫卵（名称、取材、染色、放大倍数）。

实验三 布氏姜片吸虫（姜片虫）

问题·思考
1. 为什么布氏姜片吸虫病在长江流域流行？
2. 布氏姜片吸虫的实验室诊断与其他吸虫有什么不同？

【目的】

1. 认识布氏姜片吸虫成虫和虫卵的形态特征。

2. 观察中间宿主和植物媒介的形态。

【材料】

1. 布氏姜片吸虫 成虫：大体标本、玻片标本；虫卵：玻片标本。

2. 布氏姜片吸虫中间宿主（扁卷螺）、**植物媒介**（荸荠、菱角、茭白） 大体标本。

3. 显微镜、香柏油、擦镜纸、二甲苯、废物缸等。

【方法】

1. 显微镜观察 虫卵。先低倍镜，再换为高倍镜观察。

2. 低倍镜或解剖镜观察 成虫（卡红染色）。

3. 肉眼观察 扁卷螺、荸荠、菱角、茭白、成虫及大体标本。

【结果】

1. 成虫

（1）玻片标本（卡红染色）：解剖镜观察，虫体呈长椭圆形，口吸盘位于虫体前端，较小，腹吸盘大，为口吸盘的 4～5 倍，漏斗状，紧挨着口吸盘。咽部短，肠管于腹吸盘前分为左右两支，沿虫体两侧波浪状弯曲至虫体后端，终于盲端。睾丸 1 对，高度珊瑚状分枝，前后排列于虫体的后半部。卵巢 1 个，位于体中部，呈佛手状分枝，缺受精囊，卵巢旁侧染色较深的为梅氏腺。子宫盘绕于卵巢和腹吸盘之间。卵黄腺发达，分布于虫体两侧。

（2）大体标本：肉眼观察，虫体呈长椭圆形，硕大，肥厚。新鲜虫体肉红色，死后灰白色，外形似姜片。背腹扁平，前窄后宽，是寄生人体中最大的吸虫。

2. 虫卵 是寄生人体最大的蠕虫卵。高倍镜观察，呈长卵圆形，淡黄色，卵壳薄而均匀，有小盖，不明显，内含 1 个大的卵细胞及 20～40 个卵黄细胞（图 2-2-3）。

3. 中间宿主 扁卷螺：扁圆盘状，壳光滑，褐色。

4. 植物媒介 常见的水生植物，如荸荠、菱角、茭白。

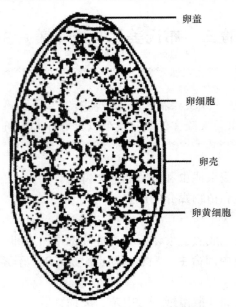

卵盖

卵细胞

卵壳

卵黄细胞

图 2-2-3　布氏姜片吸虫虫卵模式图

【注意事项】

1. 虫卵标本固定后，放置时间久，卵内细胞已死亡钙化，在镜下有时看不到清晰的卵细胞和卵黄细胞结构。

2. 注意对比与其他吸虫的形态差异。

【实验报告】

拍摄虫体图片并注明结构：布氏姜片吸虫虫卵（名称、取材、染色、放大倍数）。

实验四　日本血吸虫

问题·思考

1. 日本血吸虫在形态、生活史和致病等方面与其他三种吸虫的区别点有哪些？

2. 为什么日本血吸虫虫卵是主要的致病因素？

【目的】

1. 认识日本血吸虫成虫、毛蚴、尾蚴、虫卵和中间宿主的形态特征。

2. 观察感染日本血吸虫的家兔肝脏。

3. 学习毛蚴孵化法及注意事项。

【材料】

1. 日本血吸虫　成虫：大体标本、玻片标本；虫卵、毛蚴：玻片标本；尾蚴：活体标本、玻片标本。

2. 中间宿主（钉螺）　大体标本。

3. 日本血吸虫感染家兔的病肝、病肠　大体标本。

4. 日本血吸虫病肝　切片标本。

5. 患者粪便、烧杯、滤网、锥形量筒、三角烧瓶、去氯水、恒温箱、放大镜、载玻片、显微镜、香柏油、擦镜纸、二甲苯、表面皿、废物缸等。

【方法】

1. 显微镜观察　虫卵。先低倍镜，再换高倍镜观察。

2. 显微镜或解剖镜观察　毛蚴、尾蚴、成虫（卡红染色）、肝切片（HE染色）。

3. 肉眼观察　钉螺、成虫及病肝、肠系膜大体标本。

4. 毛蚴孵化法　取血吸虫病患者粪便，置大烧杯内加水搅拌，滤网去除粗大粪渣，将粪水滤于锥形量筒中，自然沉淀 20～30min，倾去上清液，再加水沉淀，反复 4～5 次，直到上层液清晰为止。将上述全部沉渣倾倒于三角烧瓶中，加去氯水至瓶口，放置于 20～30℃温箱内孵化 3～6h。观察时，将烧瓶放置于光亮处，背面衬黑纸为背景，检查接近瓶口液面的水中有无细小的白色点状物做直线往来游动，即为毛蚴。也可用吸管将毛蚴吸出，置玻片上低倍镜观察。

【结果】

1. 成虫

（1）玻片标本（卡红染色）：低倍镜观察，日本血吸虫成虫虫体细长，雌雄异体。口吸盘、腹吸盘位于虫体前端，突出如杯状。消化系统包含口、食管、肠管，无咽，肠管在腹吸盘后分为两支，延伸至虫体中部之后汇合成单一的盲管。

1）雌虫：较雄虫细长，前细后粗，口、腹吸盘不及雄虫明显，肠管呈黑褐色，充满消化或半消化的血红蛋白。虫体中部有一染成深红色长椭圆形的卵巢，由卵巢下部发出一输卵管，绕过卵巢向前，子宫位于卵巢前方，内含虫卵，卵黄腺在卵巢后方肠支周围，卵黄管与输卵管汇合成卵模。

2）雄虫：较粗短，口、腹吸盘较发达，在腹吸盘后虫体两侧向腹面卷曲形成抱雌沟。在腹吸盘后背部有红色的睾丸，一般为 7 个，椭圆形，呈串珠状排列。

3）雌雄虫合抱：雌虫虫体中部常居于雄虫的抱雌沟内，雌雄虫呈合抱状，雌雄合抱是血吸虫发育成熟的必要条件。

（2）大体标本：肉眼观察，虫体呈圆柱形，似线虫。雄虫粗短，乳白色，背腹扁平；雌虫细长，暗褐色；雌雄虫呈合抱状态。

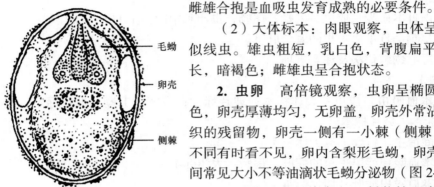

图 2-2-4　日本血吸虫卵模式图

2. 虫卵　高倍镜观察，虫卵呈椭圆形，淡黄色，卵壳厚薄均匀，无卵盖，卵壳外常沾有宿主组织的残留物，卵壳一侧有一小棘（侧棘），因位置不同有时看不见，卵内含梨形毛蚴，卵壳和毛蚴之间常见大小不等油滴状毛蚴分泌物（图 2-2-4）。

3. 毛蚴（卡红染色）　低倍镜观察，毛蚴呈长椭圆形，前宽后窄，前端中央有一锥状突起。高倍镜观察，可看到毛蚴全身被纤毛。

4. 尾蚴（卡红染色、活体）　低倍镜观察，分体部和尾部，尾部又分尾干和尾叉，体部椭圆形，前端有口吸盘，后有腹吸盘，尾部较长，末端分叉。解剖镜观察，活尾蚴在水的表面活动，体态呈逗点状，尾部不断摆动。

5. 钉螺　肉眼观察，钉螺雌雄异体，圆锥形，形如小钉，长度约 1cm，螺壳前宽后尖，有 6～8 个右旋的螺层。壳面呈纵肋者称肋壳钉螺，壳面光滑者称光壳钉螺。

6. 病肝

（1）切片标本（HE 染色）：低倍镜观察，肉芽肿中心为成簇的虫卵，周围有大量细胞浸润，早期以嗜酸粒细胞和中性粒细胞为主，慢性期转变为巨噬细胞和成纤维细胞等，胶原纤维沉积，形成虫卵结节。

（2）大体标本：肉眼观察，肝肿大，质硬，表面布满大小不等灰白色粟粒状结节，系虫卵为中心形成的肉芽肿。慢性期形成干线性肝硬化。

7. 肠系膜大体标本　肉眼观察，在家兔肠系膜静脉中可见黑褐色长约 1cm 的雌雄合抱的成虫。

【**注意事项**】

1. 虫卵侧棘经常被卵壳外的附着物遮挡，观察不到。

2. 观察活尾蚴时，注意安全防护，不要用裸露皮肤接触疫水，造成感染。

3. 粪便量不足，粪便放置时间过久，水未换清，粪渣多，或孵化用水中含氯过多等均可影响毛蚴孵出。

【实验报告】

拍摄虫体图片并注明结构：日本血吸虫虫卵（名称、取材、染色、放大倍数）。

（韦艳霞）

第三节　绦　虫

绦虫成虫呈带状、分节，大多寄生于脊椎动物消化道内。幼虫需要在 1～2 个中间宿主体内发育，有些幼虫可寄生于人体脑、心、肝等重要器官，引起严重的病变。学习绦虫各期虫体形态特征，有助于绦虫所致各类疾病的诊断和临床防治。

实验一　链状带绦虫（猪带绦虫）

问题·思考

1. 猪带绦虫生活史与其致病有何关系？
2. 什么是囊虫病？如何进行诊断？

【目的】

1. 认识猪带绦虫成虫、虫卵、囊尾蚴及成虫头节、成节及孕节等形态特征。

2. 观察囊尾蚴寄生的猪脑、猪舌、肌肉和猪心等病理标本。

【材料】

1. 猪带绦虫成虫（头节、成节、孕节）、**囊尾蚴、虫卵**　玻片标本。

2. 猪带绦虫成虫、囊尾蚴、囊尾蚴寄生的猪心、脑、舌、肌肉　大体标本。

3. 显微镜、香柏油、擦镜纸、二甲苯、废物缸等。

【方法】

1. 显微镜观察　虫卵。先低倍镜，再换高倍镜观察。

2. 低倍镜或解剖镜观察　头节和成节（卡红染色）、孕节（墨汁染色）、囊尾蚴（卡红染色）。

3. 肉眼观察　成虫及囊尾蚴寄生的病理标本。

【结果】

1. 成虫

（1）大体标本：肉眼观察，成虫体长 2～4m，乳白色半透明，前端较细，向后渐扁阔。虫体分头节、颈部和链体，头节细小，后接颈部，链体由 700～1000 个节片组成，分为幼节、成节和孕节。近颈部的幼节宽短，体中部的成节近方形，末端孕节窄长，较大。

（2）头节（卡红染色）：低倍镜观察，头节为圆球形，直径 0.6～1mm，有4 个杯状吸盘，顶部中央隆起为能伸缩的顶突，顶突周围有两圈小钩，25～50个，内圈较大，外圈较小。

（3）成节（卡红染色）：解剖镜观察，节片近方形，每一节片内含成熟的雌、雄生殖器官各 1 套。睾丸呈小滤泡状，有 150～200 个，分布于节片背面两侧。输精管横列于节片中部一侧，经阴茎囊开口于生殖腔。子宫为长管状的盲管，纵行于节片的中央。卵巢 3 叶，左右两叶较大，中央叶较小，位于子宫与阴道之间。卵黄腺呈粉红色块状，位于节片的下端中部。阴道和输卵管平行，一端与卵模相通，另一端开口于生殖腔。生殖腔位于节片侧缘，不规则开口于节片的两侧。

（4）孕节（墨汁染色）：解剖镜观察，节片呈长方形，孕节内其他生殖器官已退化，只有充满虫卵的子宫。子宫向两侧分支，从主干基部算起每侧一级分支为 7～13 支，每支末端再分支呈树枝状，每一孕节内约含 4 万个虫卵。

2. 囊尾蚴（囊虫）

（1）大体标本：肉眼观察，囊尾蚴呈卵圆形、乳白色、半透明的囊泡状、黄豆大小，囊壁薄，囊内充满液体，内有一小米粒大的白点，为翻卷在内的头节，其构造同成虫头节。

（2）卡红染色标本：低倍镜观察，囊尾蚴呈椭圆形，头节盘曲在囊内，上有顶突、小钩及 4 个吸盘。

3. 虫卵　高倍镜观察，虫卵呈球形或近球形，棕黄色。卵壳极薄，易破碎。胚膜层厚，棕黄色，有放射状条纹，内含 1 个球形六钩蚴，有 3 对小钩。完整虫卵在胚膜外尚有一层薄而无色的卵壳，在卵壳和胚膜之间含有无色透明的液体，其内有卵黄细胞或卵黄颗粒。多数虫卵自孕节散出后，卵壳已破裂，为不完整虫卵（图 2-3-1）。

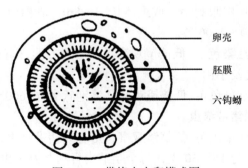

卵壳

胚膜

六钩蚴

图 2-3-1　带绦虫虫卵模式图

4. 囊尾蚴寄生的器官（大体标本）　肉眼观察，寄生于猪的肌肉、心脏、脑、舌等器官里的囊尾蚴，椭圆形，乳白色，有时因囊尾蚴脱落而在组织内形成空洞。

【注意事项】

虫卵标本固定后，放置时间久，卵内六钩蚴已死亡钙化，在镜下有时看不到清晰的小钩。

【实验报告】

拍摄虫体图片并注明结构：带绦虫卵（名称、取材、染色、放大倍数）。

实验二　肥胖带绦虫（牛带绦虫）

【目的】

1. 认识牛带绦虫成虫的形态特点。

2. 比较牛带绦虫与猪带绦虫在头节、成节、孕节及囊尾蚴的形态区别。

【材料】

1. 牛带绦虫成虫　大体标本。

2. 牛带绦虫成虫（头节、成节、孕节）　玻片标本。

3. 牛带绦虫囊尾蚴　大体标本、玻片标本。

4. 显微镜、香柏油、擦镜纸、二甲苯、废物缸等。

【方法】

1. 低倍镜或解剖镜观察　头节和成节（卡红染色）、孕节（墨汁染色）、囊尾蚴（卡红染色）。

2. 肉眼观察　成虫大体标本。

【结果】

1. 成虫

（1）大体标本：肉眼观察，成虫体长 4～8m，乳白色或淡肉红色，节片肥厚，不透明，共 1000～2000 节。

（2）头节（卡红染色）：低倍镜观察，头节近方形，直径 1.2～2mm，有 4 个杯状吸盘，无顶突及小钩。

（3）成节（卡红染色）：低倍镜观察，滤泡状睾丸 600～900 个，卵巢分左右两叶，其余结构同猪带绦虫。

（4）孕节（墨汁染色）：低倍镜观察，形态如猪带绦虫，但较猪带绦虫大，子宫每侧一级分支数为 15～30 支，每个孕节内含约 7 万个虫卵。

2. 囊尾蚴

（1）大体标本：肉眼观察，外形同猪囊尾蚴，两者不易区别。

（2）玻片标本（卡红染色）：低倍镜观察，形态与猪囊尾蚴相同，但头节上无顶突及小钩。

3. 牛带绦虫虫卵　高倍镜观察，与猪带绦虫卵不易区别，光镜下检出统称为带绦虫卵。

【注意事项】

1. 对比学习猪带绦虫和牛带绦虫的成虫与各节片，明确二者的不同之处。

2. 计数孕节子宫分支时，指主干发出的第一级分支而不能计数末级分支。

实验三　微小膜壳绦虫

问题·思考

微小膜壳绦虫的生活史有什么特点？

【目的】

认识微小膜壳绦虫成虫及虫卵的形态特征。

【材料】

1. 微小膜壳绦虫　成虫：大体标本、玻片标本；虫卵：玻片标本。

2. 显微镜、香柏油、擦镜纸、二甲苯、废物缸等。

【方法】

1. 显微镜观察　虫卵。先低倍镜，再换高倍镜观察。

2. 低倍镜或解剖镜下观察　头节、成节和孕节（卡红染色）。

3. 肉眼观察　成虫大体标本。

【结果】

1. 成虫

（1）大体标本：肉眼观察，成虫长 5～80mm，体扁平、乳白色，前窄后宽，顶端稍膨大，为头节，链体有 100～200 个节片，所有节片均宽大于长。

（2）玻片标本（卡红染色）：低倍镜观察，虫体头节细小，呈球形，有 4 个吸盘，1 个可伸缩的顶突，顶突上有一圈小钩，20～30 个，单环排列。成节有 3 个较大的椭圆形睾丸，横向排列。卵巢呈分叶状，位于节片中央。孕节大，子宫呈袋状，充满虫卵并占据整个节片。

2. 虫卵　高倍镜观察，椭圆形，无色透明。卵壳很薄，内层为胚膜，较厚，胚膜的两端稍隆起，各发出 4～8 根丝状物，盘曲于卵壳与胚膜之间，胚膜内含有 1 个六钩蚴（图 2-3-2）。

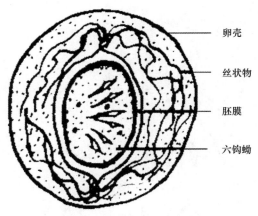

图 2-3-2　微小膜壳绦虫虫卵模式图

【注意事项】

1. 虫卵标本固定后，放置时间久，卵内六钩蚴已死亡钙化，在镜下有时看不到清晰的小钩。

2. 虫卵无色透明，镜下观察时应适当缩小光圈，让光线变暗。

【实验报告】

拍摄虫体图片并注明结构：微小膜壳绦虫虫卵（名称、取材、染色、放大倍数）。

实验四　细粒棘球绦虫

问题·思考
　　1. 什么是包虫病？其诊断方法有哪些？
　　2. 包虫病对人群和家畜的危害有哪些？

【目的】

1. 认识细粒棘球绦虫成虫及棘球蚴的形态特征。

2. 观察棘球蚴寄生的病肝。

【材料】

1. 细粒棘球绦虫成虫、原头蚴、虫卵　玻片标本。

2. 棘球蚴感染羊的肝脏　大体标本。

3. 显微镜、香柏油、擦镜纸、二甲苯、废物缸等。

【方法】

1. 低倍镜或解剖镜观察　成虫和原头蚴（卡红染色）。

2. 肉眼观察　棘球蚴感染的病肝。

【结果】

1. 成虫玻片标本（卡红染色）　解剖镜观察，虫体短小，长 2～7mm，头节略呈梨形，有 4 个吸盘，1 个可伸缩的顶突，其上有两圈呈放射状排列的小钩。链体仅有幼节、成节和孕节各 1 节，成节内雌、雄生殖器各 1 套，睾丸 45～65 个，卵巢分左右两叶。孕节长度占虫体全长的 1/2，仅见具有不规则分支和侧囊的子宫，子宫内充满虫卵。

2. 棘球蚴（大体标本）　肉眼观察，棘球蚴为乳白色、半透明的圆形囊状体，大小因寄生的时间、部位及宿主的不同而异，直径从不足 1cm 到 40cm 不等，内含无色透明或淡黄色的囊液，脱落的原头蚴、生发囊、子囊和孙囊漂浮于囊液中。

3. 原头蚴（卡红染色）　低倍镜观察，原头蚴呈椭圆形，头节内陷，使 4 个吸盘、顶突及小钩凹入原头蚴体内，因位置不同，通常可看到 2 个吸盘。

4. 虫卵　高倍镜观察，与带绦虫卵不易区别。

【注意事项】

　　猪带绦虫、牛带绦虫及细粒棘球绦虫的虫卵在光学显微镜下形态相似，不易区分。

（韦艳霞）

第四节　线　虫

线虫的生活史分为虫卵、幼虫和成虫 3 个阶段。虫卵是诊断线虫病的重要阶段，幼虫在宿主体内移行可造成相应组织或器官的损害，成虫可导致宿主营养不良、局部组织损伤出血、炎症等病变。因此，掌握线虫虫卵的形态特征，了解线虫幼虫和成虫阶段的外形特征和构造，对线虫病的诊断具有重要的指导意义。

实验一　似蚓蛔线虫（蛔虫）

> **问题·思考**
> 1. 实验室检查寄生虫虫卵的方法有哪些？
> 2. 镜下如何鉴别不同发育阶段的蛔虫卵？

【目的】
1. 比较不同发育阶段蛔虫卵的形态特征。
2. 认识蛔虫成虫的外形特征和内部构造。

【材料】
1. **受精蛔虫卵、未受精蛔虫卵**　玻片标本。
2. **蛔虫成虫**　大体标本、解剖标本。
3. **蛔虫头部**　玻片标本。
4. 解剖镜、显微镜、香柏油、擦镜纸、二甲苯、废物缸等。

【方法】
1. **显微镜观察**　受精蛔虫卵、未受精蛔虫卵。先低倍镜，再换高倍镜观察。
2. **低倍镜观察**　成虫头部（卡红染色）。
3. **肉眼观察**　成虫。

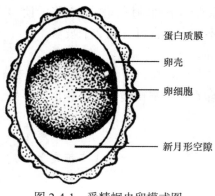

图 2-4-1　受精蛔虫卵模式图

（图中标注：蛋白质膜、卵壳、卵细胞、新月形空隙）

【结果】

1. 受精蛔虫卵　高倍镜观察，受精蛔虫卵呈宽椭圆形，棕黄色。卵壳厚、透明，壳外有呈花边状的蛋白质膜，内含 1 个大而圆的卵细胞，卵细胞与卵壳之间常有新月形空隙。发育中的卵细胞由 1 个分裂成 2 个或更多个，以至新月形空隙消失（图 2-4-1）。含蚴卵的内容物为 1 条卷曲的幼虫。

2. 未受精蛔虫卵　高倍镜观察，未受精蛔虫卵呈长椭圆形，棕黄色，卵壳较薄，蛋白质膜薄且不规则，内容物为大小不等的油滴状卵黄颗粒（图2-4-2）。

3. 成虫

（1）大体标本：肉眼观察，虫体呈灰白色（活时呈粉红色），圆柱形，状似蚯蚓，两端较细，身体两侧各有1条纵行的侧索。雌虫粗长，尾尖直；雄虫较细短，尾向腹面卷曲，有1对镰刀状的交合刺。

（2）解剖标本：解剖镜观察，虫体的消化系统为1条纵行的粗大管状结构，从前往后依次为口、食管、中肠（最长）、肛门（雌虫）或泄殖腔（雄虫）。雌虫的生殖系统为双管型，细长，极为发达，依次为卵巢（最细部）、输卵管、子宫，两

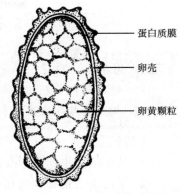

图2-4-2　未受精蛔虫卵模式图

蛋白质膜

卵壳

卵黄颗粒

子宫末端合并为单一阴道，开口于阴门（位于虫体前1/3腹面中线上）。雄虫生殖系统为单管型，依次为睾丸（细线状）、输精管、贮精囊（最粗）、射精管，射精管与直肠合并成为泄殖腔，交合刺由此伸出。

（3）头部（卡红染色）：低倍镜观察，虫体头部顶端有3片扁圆形唇瓣，呈"品"字形排列，背唇1个，较大，近基部两侧有1对乳突，2个腹唇，较小，每唇基部正中也各有乳突1个，均为感觉器官。唇瓣内缘有细齿。

【注意事项】

蛔虫受精卵和未受精卵的蛋白质膜都可能脱落，此时的虫卵会变为无色透明，卵壳光滑，容易与其他虫卵（如钩虫卵）混淆，应根据卵壳厚薄，内容物等加以区别。

【实验报告】

拍摄虫体图片并注明结构：

1. 受精蛔虫卵（名称、取材、染色、放大倍数）。

2. 未受精蛔虫卵（名称、取材、染色、放大倍数）。

实验二　钩　　虫

【目的】

1. 认识钩虫虫卵的形态特征。

2. 学习十二指肠钩虫和美洲钩虫成虫的形态鉴别点。

【材料】

1. 钩虫卵　玻片标本。

2. 十二指肠钩虫和美洲钩虫成虫　大体标本。

3. 十二指肠钩虫和美洲钩虫口囊、交合伞、背辐肋和交合刺　玻片标本。

4. 钩虫成虫寄生的犬肠　大体标本。

5. 显微镜、香柏油、擦镜纸、二甲苯、废物缸等。

【方法】

1. 显微镜观察　钩虫卵。先低倍镜,再换高倍镜观察。

2. 低倍镜观察　成虫口囊、交合伞、背辐肋和交合刺(卡红染色)。

3. 肉眼观察　成虫及其寄生的犬肠病理标本。

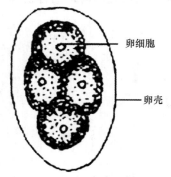

图 2-4-3　钩虫虫卵模式图

【结果】

1. 虫卵　高倍镜观察,钩虫虫卵呈椭圆形,无色透明。卵壳极薄,内含卵细胞,卵细胞与卵壳之间有明显的且不均匀的空隙。卵细胞数随标本放置时间而不同,刚排出的虫卵多为 2~4 个卵细胞,患者便秘或粪便放置过久,卵细胞继续分裂超过 8 个或桑椹期,甚至发育至幼虫期(图 2-4-3)。

2. 成虫

(1)大体标本:肉眼观察,十二指肠钩虫和美洲钩虫的成虫大小相近,乳白色(活时为肉红色),头向背侧弯曲,雄虫尾部膨大,雌虫尾稍尖。十二指肠钩虫成虫头尾均向背侧弯曲而略呈"C"形,美洲钩虫成虫尾端向腹侧弯曲而略呈"S"形。

(2)口囊(卡红染色):低倍镜观察,十二指肠钩虫有 2 对三角形钩齿,美洲钩虫有 1 对半月形板齿。

(3)交合伞、背辐肋和交合刺玻片标本(卡红染色):低倍镜观察,十二指肠钩虫的交合伞近圆形,背辐肋在远端分 2 支,每支再分 3 小支,交合刺 2 根,长鬃状，相互分开。美洲钩虫的交合伞椭圆形，背辐肋在近端分 2 支，每支再分 2 小支，交合刺 2 根，末端互相缠绕并形成倒钩。

3. 钩虫寄生犬肠病理标本　肉眼观察，可见十二指肠钩虫成虫咬附在犬肠壁上。

【注意事项】

观察钩虫虫卵时要注意调节显微镜光圈的大小，掌握光圈开到何种程度才能清晰地看到钩虫虫卵。

【实验报告】

拍摄虫体图片并注明结构：钩虫卵（名称、取材、染色、放大倍数）。

实验三 蠕形住肠线虫（蛲虫）

问题·思考

我们学过的无色透明的虫卵有哪几种，如何区分它们？

【目的】

1. 认识蛲虫虫卵和成虫的形态特征。

2. 学习透明胶纸粘贴法及注意事项。

【材料】

1. 蛲虫成虫 大体标本、玻片标本。

2. 蛲虫虫卵 玻片标本。

3. 透明胶纸、载玻片、显微镜、香柏油、擦镜纸、二甲苯、废物缸等。

【方法】

1. 显微镜观察 蛲虫卵。先低倍镜，再换高倍镜观察。

2. 低倍镜观察 成虫（卡红染色）。

3. 肉眼观察 成虫。

4. 透明胶纸粘贴法 本方法是确诊蛲虫病的首选方法。取透明胶纸剪成宽 1～2cm，长 3～5cm 的胶纸条，贴于载玻片上备用。使用时拉起一端胶纸，将胶面在受检者的肛门周围皱壁上反复粘贴后，贴回载玻片上镜检。

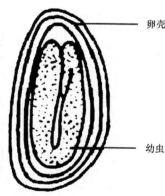

卵壳

幼虫

图 2-4-4 蛲虫虫卵模式图

【结果】

1. 虫卵 高倍镜观察，蛲虫虫卵呈柿核形，两侧不对称，一侧较平，一侧隆起，无色透明，卵壳较厚，内含蝌蚪期胚胎（图 2-4-4）。

2. 成虫

（1）大体标本：肉眼观察，成虫乳白色，雌雄虫大小差异明显，雌虫长 8～13mm，尾尖直，雄虫长 2～5mm，尾部向腹面卷曲。

（2）玻片标本（卡红染色）：低倍镜观察，雌虫头翼位于头端两侧，透明泡状，食管球为食管末端膨大部分，被染成红色。子宫内充满虫卵，占据虫体大部分。雄虫头翼位于头端两侧，尾卷曲，可见交合刺 1 根。头翼和食管球是蛲虫的特征性结构。

【注意事项】

1. 显微镜下观察到的蛲虫卵内容物大多情况下为发育到蝌蚪期的胚胎，而不是卵细胞。

2. 观察蛲虫卵时，注意调节显微镜光圈，使结构更清晰。

3. 肛周检查时，尽可能早晨排便前用透明胶纸粘拭肛门周围皮肤，注意不要划伤受检者。

【**实验报告**】

拍摄虫体图片并注明结构：蛲虫虫卵（名称、取材、染色、放大倍数）。

实验四 毛首鞭形线虫（鞭虫）

问题·思考
刚排出的鞭虫卵是否对人体有感染性，为什么？

【目的】

认识鞭虫虫卵和成虫的形态特征。

【材料】

1. 鞭虫成虫 大体标本、玻片标本。

2. 鞭虫虫卵 玻片标本。

3. 显微镜、香柏油、擦镜纸、二甲苯、废物缸等。

【方法】

1. 显微镜观察 鞭虫卵。先低倍镜，再换高倍镜观察。

2. 低倍镜观察 成虫（卡红染色）。

3. 肉眼观察 成虫。

【结果】

1. 虫卵 高倍镜观察，虫卵呈纺锤形，棕黄色，卵壳厚，两端各有一透明栓，内含一卵细胞（图 2-4-5）。

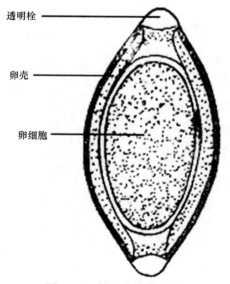

图 2-4-5 鞭虫虫卵模式图

透明栓

卵壳

卵细胞

2. 成虫

（1）大体标本：肉眼观察，虫体乳白色，细小的一端为头端，约占虫体的

2/3，粗大的一端为尾端，约占虫体的 1/3，状似马鞭。雌虫尾部尖直，雄虫尾部向腹面卷曲。

（2）玻片标本：低倍镜观察，雄虫尾部有 1 根交合刺，雌虫内部可见子宫内充满黄褐色的虫卵。

【注意事项】

鞭虫卵两端的透明栓是其特征性结构，注意仔细观察。

【实验报告】

拍摄虫体图片并注明结构：鞭虫虫卵（名称、取材、染色、放大倍数）。

实验五　丝　　虫

【目的】

1. 认识班氏微丝蚴和马来微丝蚴的形态特征。

2. 观察班氏丝虫和马来丝虫成虫的形态。

【材料】

1. 班氏丝虫和马来丝虫成虫　大体标本。

2. 班氏微丝蚴和马来微丝蚴　玻片标本。

3. 显微镜、香柏油、擦镜纸、二甲苯、废物缸等。

【方法】

1. 油镜观察　班氏微丝蚴和马来微丝蚴（姬姆萨染色）。

2. 肉眼观察　班氏丝虫和马来丝虫成虫。

【结果】

1. 微丝蚴（姬姆萨染色）　　低倍镜观察，在许多蓝色圆点（白细胞核）之间有边缘光滑、粗细均匀的弯曲虫体，呈蓝紫色，为微丝蚴。油镜观察，班氏微丝蚴体态弯曲自然柔和，头间隙长宽约相等，体核圆形，被染成蓝色，排列整齐可数，无尾核；马来微丝蚴体态弯曲僵硬，大弯套小弯，头间隙长宽之比为 2：1，体核长椭圆形，大小不等且相互重叠，有 2 个尾核（图 2-4-6）。

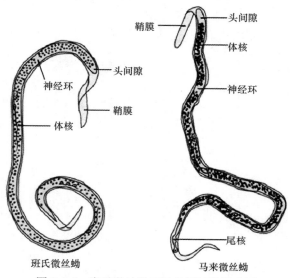

图 2-4-6　班氏微丝蚴和马来微丝蚴模式图

2. 成虫　肉眼观察，班氏丝虫和马来丝虫的成虫均呈乳白色，丝线状，雄虫尾端卷曲，雌虫尾直。

【注意事项】

在低倍镜下确定虫体位置，然后换至油镜下观察两种微丝蚴内部结构。

【实验报告】

拍摄虫体图片并注明结构：班氏微丝蚴和马来微丝蚴（名称、取材、染色、放大倍数）。

实验六 旋毛形线虫（旋毛虫）

问题·思考

旋毛虫感染宿主的方式是什么？它在宿主体内的发育过程是怎样的？

【目的】

1. 认识旋毛虫囊包的形态特征。

2. 学习旋毛虫囊包的活组织检查（肌肉压片）。

【材料】

1. **旋毛虫囊包** 玻片标本。

2. 旋毛虫感染的小鼠。

3. 剪刀、镊子、载玻片、显微镜、香柏油、擦镜纸、二甲苯、废物缸等。

【方法】

1. **低倍镜观察** 旋毛虫囊包（卡红染色）。

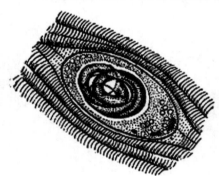

图 2-4-7 旋毛虫囊包模式图

2. **肌肉压片** 从旋毛虫感染小鼠的后腿肌剪取麦粒大小的肉粒，置于清洁载玻片上，然后取另一清洁载玻片盖放在肉粒的载玻片上，捏住玻片两端轻轻加压，把肉粒压成薄片，通过肉片标本能看清下面报纸的字为最佳，然后镜检。

【结果】

旋毛虫囊包（卡红染色） 低倍镜观察旋毛虫囊包在肌纤维间呈梭形，其长轴与肌纤维走向一致，内含 1～2 条卷曲的幼虫（图 2-4-7）。

【注意事项】

制作旋毛虫囊包玻片标本时，玻片不宜过厚，否则会影响观察。

【实验报告】

拍摄虫体图片并注明结构：旋毛虫囊包（名称、取材、染色、放大倍数）。

（刘相叶）

第五节　节肢动物

节肢动物与人类关系十分密切,可通过骚扰、螫刺、吸血或储存和传播病原体影响人类健康。与医学有关的节肢动物可以作为多种病原体的传播媒介,认识和掌握这些节肢动物的形态特征,对于媒介传染病的防治具有重要意义。

实验一　蚊

问题·思考

常见的重要蚊种及其传播的疾病有哪些?

【目的】

1. 认识蚊各期的基本形态和口器的结构。

2. 学习三属蚊的鉴别要点。

【材料】

1. 成蚊　大体标本。

2. 卵、幼虫、蛹、喙、翅、头部　玻片标本。

3. 三属蚊代表种类　针插标本。

4. 解剖镜、擦镜纸、废物缸等。

【方法】

1. 解剖镜或肉眼观察　大体标本。

2. 显微镜观察　蚊喙。

3. 肉眼观察　三属成蚊。

【结果】

1. 卵　解剖镜观察,按蚊卵呈船形,两侧有浮囊;库蚊卵圆锥形或呈弹头状,浅褐色;伊蚊卵似橄榄形,黑色。

2. 幼虫　解剖镜观察,按蚊幼虫无呼吸管,只在腹部末端背面有 1 对呼吸孔,腹部的第 3~7 节背面两侧各有 1 个棕状毛;库蚊幼虫的呼吸管细长,有多对呼吸管毛;伊蚊幼虫的呼吸管粗短,有 1 对呼吸管毛。

3. 蛹　解剖镜观察,蚊蛹体弯曲呈逗点状,其膨大的前部为头胸部,弯曲狭细的后部为腹部。在头胸部背面有 1 对呼吸管,腹部分 9 节,第 1 节背面有 1 对树状毛,第 8 节末端有 1 对尾鳍。

4. 成蚊

(1)大体标本:解剖镜观察,成蚊分头、胸、腹三部分,翅 1 对,足 3 对。头部近球形,复眼 1 对,喙细长向前下方伸出,触角与触须各 1 对。触角 15 节,第一节为柄节(环状),第二节为梗节(圆蒂状),第三节以后为鞭节(细长),每节均有一圈长刚毛（称轮毛），雄蚊轮毛长而密，雌蚊轮毛短而稀，触须 5 节。

（2）玻片标本

1）喙：解剖镜观察，蚊喙为刺吸式，喙自唇基向前方伸出，由下唇（鞘状结构）及藏于其背面沟槽内的上内唇（1）、舌（1）、上颚（2）及下颚（2）共 6 根刺针构成。下唇末端有两个小唇瓣。

2）翅：解剖镜观察，蚊翅狭长，膜状，有翅脉，翅脉上及翅后缘附有鳞片。翅脉除前缘脉、亚前缘脉外，尚有 6 根纵脉，其中 2、4、5 纵脉又各分 2 支。

3）头部：解剖镜观察，按蚊的雌雄蚊触须与喙几乎等长，而雄蚊触须末端两节膨大成棒状。库蚊与伊蚊的雄蚊触须较喙长，其末端不膨大而呈羽毛状，雌蚊触须极短。

（3）针插标本

1）中华按蚊：肉眼观察，中华按蚊体灰褐色，翅前缘外侧有 2 个白斑，雌蚊触须有 4 个白斑。

2）淡色库蚊：肉眼观察，淡色库蚊体淡褐色，腹部第 2～7 节背面基部有白色横带。

3）白纹伊蚊：肉眼观察，白纹伊蚊体黑色，有银白色斑纹，胸部背面正中有一条明显的白色纵纹，后跗第 1～4 节有基白环，末节全白。

【注意事项】

观察针插标本时注意不要损坏标本。

【实验报告】

1. 写出三属蚊各期的鉴别要点。

2. 描述蚊喙的形态特征。

实验二 白 蛉

问题·思考

白蛉传播的疾病有哪些?

【目的】

认识白蛉成虫的基本特征。

【材料】

1. 中华白蛉成虫 大体标本。

2. 解剖镜、擦镜纸、废物缸等。

【方法】

解剖镜观察 中华白蛉成虫。

【结果】

成虫 解剖镜观察成虫浅黄色,全身丛生细毛,体分头、胸、腹三部分。其头部有复眼,黑而大,触角细长,喙粗短,约与头等长,为刺吸式口器,构造基本与蚊相同,触须向头下后方弯曲。胸部向背面隆起,似驼背,中胸发达,其上有 1 对翅,翅狭长,末端尖,上有很多长毛。

【注意事项】

运用解剖镜观察标本时,注意光线不要强,否则会影响观察效果。

实验三　蝇

问题·思考

蝇的生活习性与其传播疾病有怎样的关系？

【目的】

1. 认识蝇成虫的形态构造。

2. 学习常见的重要蝇类。

【材料】

1. 家蝇成虫　大体标本。

2. 常见蝇种　针插标本。

3. 解剖镜、擦镜纸、废物缸等。

【方法】

1. 解剖镜观察　大体标本。

2. 显微镜观察　蝇足。

3. 肉眼观察　常见蝇种。

【结果】

1. 家蝇成虫

（1）头部：解剖镜观察，成虫头部两侧有 1 对大的复眼，头顶部中央有 3 个透亮的单眼，呈三角形排列，头前正中有一对触角，分 3 节，末节最长，在其近基部的外侧有触角芒，头部下方为口器，口器由基喙、中喙和口盘组成，基喙上有 1 对触须，中喙包括上唇、舌和下唇，口盘由 1 对半圆形的唇瓣组成。舐吸式口器的唇瓣由许多形如假气管样的吸沟组成。

（2）足：解剖镜观察，成虫足部有许多鬃毛，其末端有爪、爪垫及爪间突，爪垫上有许多细毛。

2. 常见蝇种

（1）舍蝇：肉眼观察，舍蝇的个体较小，灰黑色。体视显微镜下观察，其胸部背面有 4 条纵纹，腹部呈橙黄色，翅第 4 纵脉远端弯曲成一定角度。

（2）大头金蝇：肉眼观察，大头金蝇的躯体肥大，体呈青绿色金属光泽，复眼深红色。

（3）丝光绿蝇：肉眼观察，丝光绿蝇的躯体较大，呈绿色金属光泽，颊部银白色。

（4）黑尾麻蝇：肉眼观察，黑尾麻蝇的躯体大，灰色，胸部背面 3 条黑色纵纹，腹部背面有棋盘状的黑白斑。

（5）巨尾阿丽蝇：肉眼观察，巨尾阿丽蝇的躯体大，胸黑色带青灰色，腹部背面具有蓝色金属光泽。

【注意事项】

观察大体标本时注意不要损坏标本。

【实验报告】

描述蝇足的形态特点。

实验四　蚤

问题·思考

蚤传播鼠疫的机制是什么？

【目的】

1. 认识蚤成虫和虫卵的基本结构。

2. 学习国内常见蚤类。

【材料】

1. 成虫、卵　玻片标本。

2. 国内常见蚤种　玻片标本。

3. 解剖镜、擦镜纸、废物缸等。

【方法】

解剖镜观察　蚤成虫、卵及常见蚤种。

【结果】

1. 卵　解剖镜观察，蚤的虫卵近椭圆形，暗黄色。

2. 成虫　解剖镜观察，成虫两侧扁平，棕黄色以致深棕色，全身具有很多向后突生的鬃。其头部略呈三角形，有 1 对触角，位于触角窝内，1 对眼，在其前方或前下方有一明显的眼鬃，头的腹面有刺吸式口器。胸部分 3 节，腹部分 11 节，前 7 节明显，体后端的背面有臀板，上有许多杯状凹陷并各具 1 根细长鬃和许多细刺。

3. 国内常见蚤种

（1）致痒蚤（人蚤）：解剖镜观察，致痒蚤的眼鬃位于眼下方，中胸侧板狭窄，仅有一斜行的侧板杆，无颊栉及前胸栉，受精囊头部为圆形，尾部为等粗长筒状。

（2）开皇客蚤（鼠蚤）：解剖镜观察，开皇客蚤的眼鬃位于眼前方，中胸侧板宽大，有两侧板杆，一斜向前，一向上，两者呈"V"字形，无颊栉及前胸栉。

（3）猫栉首蚤（猫蚤）：解剖镜观察，猫栉首蚤的头较尖且长，眼鬃于眼前方，有颊栉及前胸栉。

【注意事项】

注意不要损坏标本。

实验五　虱

问题·思考

虱可以传播的疾病有哪些?

【目的】

认识体虱和阴虱成虫的形态特征。

【材料】

1. 体虱和阴虱成虫　玻片标本。

2. 解剖镜、擦镜纸、废物缸等。

【方法】

解剖镜观察　体虱和阴虱成虫。

【结果】

1. 体虱成虫　解剖镜观察,体虱体背腹扁平,分头、胸、腹三部分,头部菱形,两侧有 1 对单眼,眼的前方有 1 对触角。其胸部由前、中、后胸融合而呈梯形,3 对足粗大,足之胫节腹面有一指状突起,与跗节末端的爪相对,形成抓握器。腹部各节两侧表皮颜色加深,第 1～6 节各有 1 对气门。雄性腹部末端稍尖略呈"V"字形,并有一角质的交尾器。雌性尾部分叉呈"W"字形。

2. 阴虱成虫　解剖镜观察,阴虱体形短宽似蟹状,灰白色,胸腹相连无明显界线,前足及爪均细,中足和后足及爪均粗大。其腹部第 5～8 节侧缘具圆锥状突起,突起上有毛。

【注意事项】

注意不要损坏标本。

实验六　螨

问题·思考

　毛囊蠕形螨和皮脂蠕形螨有哪些形态学差异？

【目的】

1. 认识尘螨和蠕形螨的成虫。

2. 学习透明胶纸法自查蠕形螨。

【材料】

1. 尘螨和蠕形螨成虫　玻片标本。

2. 透明胶纸、载玻片、显微镜、擦镜纸、废物缸等。

【方法】

1. 高倍镜观察　蠕形螨成虫。

2. 透明胶纸法　睡前洗净面部，将与载玻片等长的透明胶纸 1～2 条贴于额、鼻尖、鼻翼两侧等部位，次晨取下胶纸贴于载玻片镜检。

【结果】

1. 尘螨成虫　高倍镜观察，尘螨成虫呈椭圆形，乳白色，其表皮具细密的波状皮纹，颚体部的一对蟹螯状的螯肢较明显。躯体背面盾板狭长，前端有 1 对长毛，后端有 2 对长毛。

2. 蠕形螨　高倍镜观察，毛囊蠕形螨的体细长，呈蠕虫状。其躯体的前部有颚体和足，颚体呈梯形，螯肢呈针状，触须有 3 节，足较短，躯体后部有环状横纹，末端钝圆。皮脂蠕形螨粗短，末体占躯体的 1/2，末端呈锥状（图 2-5-1）。

【注意事项】

　镜下查到蠕形螨即可以确诊，也可以采用挤压刮拭涂片法检测。

【实验报告】

　写出透明胶纸法自查蠕形螨的步骤及结果。

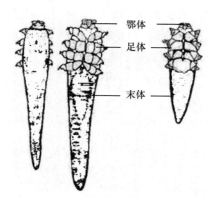

鄂体
足体
末体

图 2-5-1　蠕形螨成虫模式图（左两图为毛囊蠕形螨，右图为皮脂蠕形螨）

实验七　蜱

问题·思考

常见的蜱种有哪些？可以传播哪些疾病？

【目的】

1. 认识蜱的成虫。

2. 比较硬蜱和软蜱的形态特征。

【材料】

1. 全沟硬蜱和乳突钝缘蜱成虫　大体标本。

2. 显微镜、擦镜纸、废物缸。

【方法】

解剖镜观察　大体标本。

【结果】

1. 硬蜱成虫（全沟硬蜱）　解剖镜观察，全沟硬蜱成虫呈椭圆形、棕红色。其颚体位于躯体的前端。颚基前的背面有 1 对螯肢，腹面有多行纵列倒齿的口下片，螯肢与口下片组成吸血的口器。躯体背面有 1 块背盾板，雌性的盾板较小，只覆盖躯体前端一小部分，而雄性的盾板则覆盖虫体整个背面。躯体腹面有足 4 对，第 1 对足跗节背面远端有一哈氏器，有 1 对气门位于躯体两侧。

2. 软蜱成虫（乳突钝缘蜱）　解剖镜观察，乳突钝缘蜱成虫基本形态与硬蜱相似。与硬蜱的主要区别在于其颚体较小，位于躯体腹面前部，自背面不能见到，体背面无盾板，雌雄不易区别，革质的躯体表面多呈颗粒状小疣或具皱纹、盘状凹陷。

【注意事项】

注意不要损坏标本。

【实验报告】

写出硬蜱和软蜱成虫的鉴别要点。

（刘相叶　郑葵阳）

第三章　医学免疫学实验

第一节　抗原抗体反应概述

抗原和相应抗体在体外相遇可发生特异性结合，由于抗体主要存在于血清中，因此习惯上将体外的抗原和抗体反应称为血清学反应。抗原抗体反应具有以下特点。

1. 高度特异性　抗原和抗体的结合具有高度特异性，这种特异性是由抗原表位和抗体分子中的超变区互补结合所决定的。空间构型互补程度越高，抗原表位和抗体超变区之间结合力越强，抗原和抗体结合的特异性越强，亲和力也越高。

2. 结合可逆性　抗原和抗体主要以氢键、静电引力、范德瓦耳斯力和疏水键等分子表面的化学基团之间的非共价方式结合。这种非共价键不如共价键结合稳定，易受温度、酸碱度和离子强度的影响而解离，解离后抗原和抗体仍具有原有的特性。

3. 适宜的抗原、抗体浓度和比例　抗原和抗体体外结合后能否出现肉眼可见的反应取决于两者适当的浓度和比例。在反应体系中，如果抗原、抗体的浓度和比例适当则抗原-抗体复合物体积大、数量多，出现肉眼可见的反应。不论是抗原过剩还是抗体过剩，抗原-抗体复合物均体积小、数量少，不能出现肉眼可见的反应（图 3-1-1）。所以，具体实验过程中要适当稀释抗原或抗体，以调整两者浓度和比例，使其出现最大复合物，避免假阴性的发生。

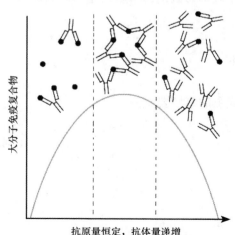

图 3-1-1　大分子免疫复合物形成量与抗原抗体量关系

4. 抗原和抗体反应的阶段性　抗原和抗体反应可分为两个阶段：第一个阶

段是抗原和抗体之间特异性结合阶段。抗原分子和抗体分子之间是互补的非共价结合，该反应迅速，可在数秒钟至几分钟内完成，一般不出现肉眼可见的反应。第二阶段为可见反应阶段，是小的抗原-抗体复合物之间靠正、负电荷吸引形成较大复合物的过程。此阶段所需时间从数分钟、数小时至数日不等，且易受电解质、温度和酸碱度等条件的影响。

（1）电解质：抗原、抗体通常为蛋白质分子，等电点分别为 pH 3～5 和 5～6 不等，在中性或弱碱性条件下，表面带有较多的负电荷，适当浓度的电解质会使他们失去一部分负电荷而相互结合，出现肉眼可见的凝集团块或沉淀物。实验中常用 0.85%的 NaCl 或其他阳离子溶液作稀释液，以提供适当浓度的电解质。

（2）温度：适当提高反应的温度可增加抗原和抗体分子的碰撞机会，加速抗原-抗体复合物的形成。在一定范围内，温度越高，形成可见反应的速度越快。但温度过高（56℃以上），可使抗原或抗体变性失活，影响实验结果。通常37℃是抗原和抗体反应的最适温度。

（3）酸碱度：抗原和抗体反应的最适 pH 为 6～8，pH 过高或过低，均可直接影响抗原、抗体的理化性质。此外，当抗原抗体反应液的 pH 接近抗原或抗体的等电点时，抗原抗体所带正、负电荷相等，由于自身吸引而出现凝集，导致非特异性反应，即假阳性反应。

第二节　沉　淀　反　应

沉淀反应是指一定条件下（电解质及一定的温度），可溶性抗原与适当比例的相应抗体发生特异性结合，经一定时间，形成肉眼可见的反应现象。把参与反应的抗原称为沉淀原，抗体称为沉淀素。根据反应介质的不同，沉淀反应可分为两种：凝胶内沉淀反应和液相沉淀反应。前者包括单向琼脂扩散试验、双向琼脂扩散试验和免疫电泳等。后者包括环状沉淀试验、絮状沉淀试验和免疫浊度分析试验等。

问题·思考

1. 如何理解琼脂免疫扩散试验中加样孔的直径大小及两加样孔间的距离与结果的关系？

2. 比较单向琼脂免疫扩散试验、双向琼脂免疫扩散试验和对流免疫电泳试验的异同点。

3. 对流免疫电泳试验中出现多条沉淀线说明什么？

4. 临床上常用单向琼脂免疫扩散试验、双向琼脂免疫扩散试验、对流免疫电泳和免疫透射比浊分析试验检测哪些物质？

实验一　单向琼脂免疫扩散试验

【目的】

1. 学习琼脂板的制备和单向琼脂免疫扩散试验的方法。

2. 理解单向琼脂免疫扩散试验的原理。

3. 体会单向琼脂免疫扩散试验的临床意义。

【原理】

含水分的半固体琼脂凝胶如同网状支架，允许可溶性抗原与抗体在其间扩散，在适量电解质存在下，抗原与抗体在两者相遇的最适比例处形成肉眼可见的沉淀线或沉淀环。

单向琼脂扩散试验是一种定量试验，将一定量的抗体混合于琼脂中，倾注于玻璃上，凝固后，在琼脂层中打孔，将抗原加入孔中，孔中抗原向四周扩散，并在抗原与抗体比例适当处形成抗原-抗体复合物，出现白色沉淀环。沉淀环的直径与抗原浓度成正比。如事先用不同浓度的标准抗原制成标准曲线，则未知标本中抗原含量即可从标准曲线中求出。本实验主要用于检测标本各种 Ig 和血清中各补体成分的含量。

【材料】

3%琼脂凝胶、羊抗人 IgG、待测人 IgG、水浴箱、恒温箱、湿盒（盒内铺有湿纱布）、玻片、移液器、3mm 打孔器、注射器针头。

【方法】

1. 将 3%琼脂凝胶于沸水中融化，保温于 56℃水浴中。

2. 用生理盐水将羊抗人 IgG 血清作 1∶40 稀释，并保温于 56℃水浴中。

3. 吸取上述稀释血清和 3%琼脂凝胶各 1.75ml，混合，立即浇于载玻片，冷却凝固，即为含抗体的琼脂板。

4. 打孔和加样。用直径 3mm 的打孔器打孔，孔距 10~12mm。用移液器分别将 4 份待测血清 1∶40 稀释，并分别于每孔加样 10μl（图 3-2-1）。

5. 扩散。加样后的琼脂板放在垫有湿纱布的搪瓷盒中，并加盖，经 37℃恒温箱 24h 后观察结果。

【结果】

测量并记录白色沉淀环直径大小（图 3-2-1）。

1. 绘制标准曲线（图 3-2-2）　以稀释不同浓度的标准血清沉淀环直径为纵坐标，相应孔中 IgG 浓度含量为横坐标，在半对数纸上作图，绘制标准曲线。

2. 计算待测血清 IgG 的含量　根据待测血清样本的白色沉淀环直径，在标准曲线上查得 IgG 含量，再乘以稀释倍数 40，即得每毫升血清中 IgG 的微克数。

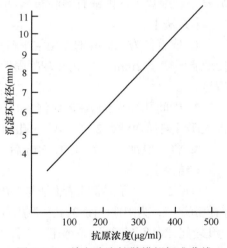

图 3-2-2　单向琼脂扩散模拟标准曲线

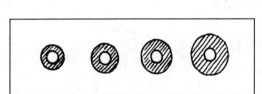

图 3-2-1　单向琼脂扩散

【注意事项】

1. 制备琼脂凝胶板时，温度不宜过高，以免抗体变性。

2. 本实验为定量试验，因此要严格控制各种影响因素，如参考蛋白的标准、抗体的浓度、琼脂凝胶的质量与浓度、琼脂凝胶板的厚度与均匀程度及加样孔的大小等。

3. 每次加样的抗原液体不得外溢。

实验二 双向琼脂免疫扩散试验

【目的】

1. 学会双向琼脂免疫扩散试验的方法及结果观察。

2. 理解双向琼脂免疫扩散试验的原理。

3. 熟知双向琼脂免疫扩散试验的临床应用。

【原理】

抗原和抗体在琼脂凝胶中相互扩散，在比例适当处发生反应，出现可见的白色沉淀线。一对抗原抗体只形成一条白色沉淀线，据此可以鉴定抗原或抗体的纯度。

本试验以检测患者血清中甲胎蛋白为例。甲胎蛋白（AFP）是胎儿组织及体液中的正常组织成分，胎儿在第 9 周开始出现此蛋白，13～19 周达到高峰，到 21 周逐渐下降，出生后该蛋白消失或含量甚微，普通试验法不易查出，但在原发性肝癌患者血清中又可重现这种蛋白，而其他病种极少见到，故此常作为原发性肝癌的辅助诊断。

【材料】

AFP 阳性对照血清、待测血清、正常人血清、抗 AFP 抗体、1%琼脂凝胶、恒温箱、湿盒（盒内铺有湿纱布）、培养皿、移液器。

【方法】

1. 取直径为 7.5cm 的无菌空平皿一个，加入已加热溶化的 1%琼脂凝胶 9ml，使琼脂厚度呈 2mm 左右，冷却凝固后用直径 3mm 的打孔器打孔，孔距 5mm，并编号。

2. 中间孔加入抗 AFP 血清，1 孔加肝癌患者 AFP 阳性对照血清，6 孔加正常人阴性对照血清，2、3、4、5 孔加待测患者血清，每孔加样量均为 10μl。

3. 将平皿加盖，置 37℃ 24h 后，观察结果。

【结果】

可见 2、4、5 孔待测患者血清与 7 孔之间有白色沉淀线，为阳性；而 3 孔待测患者血清与 7 孔之间无白色沉淀线，为阴性（图 3-2-3）。

【注意事项】

1. 加样时不要将琼脂凝胶划破，以免影响沉淀线的位置和形状。

2. 反应时间要适宜，时间过长，沉淀线可解离而导致假阴性，时间过短，则沉淀线不出现或不清楚。

3. 加样时每份标本应更换吸头，以免混淆、影响试验结果。

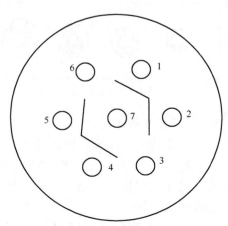

图 3-2-3 双向琼脂扩散

实验三 对流免疫电泳试验

【目的】

1. 学会对流免疫电泳试验的方法。

2. 理解对流免疫电泳试验的原理。

3. 熟悉对流免疫电泳试验的结果分析。

【原理】

对流免疫电泳是抗原与抗体在电场中的双向琼脂扩散反应。将抗原加在靠阴极孔中，抗体加在靠阳极孔中，通电后使各自向相反电极移动。这是因为在pH8.6 的碱性缓冲液中抗原抗体均带负电荷，向阳极移动，但由于抗体的等电点较抗原高，所携带电荷少且分子量又大，故移动慢；同时受向阴极方向电渗的作用（电渗是指琼脂板中溶液在电场中对琼脂固体的相对移动。琼脂呈酸性，在pH8.6 的碱性溶液中带负电，而与其接触的溶液带正电，故能相对于琼脂移动，即电渗），反而向阴极倒退泳动。这种方法反应速度快，敏感性亦较双向琼脂扩散高 10～15 倍。目前常用于 AFP 及 HBsAg 的检测。

【材料】

生理盐水、巴比妥缓冲液（pH8.6）、1.5%琼脂凝胶、沉淀原、沉淀素、载玻片、3mm 打孔器、移液器、电泳仪、电泳槽、湿盒。

【方法】

1. 将用生理盐水配制的 1.5% 琼脂隔水加热融化，趁热吸取 3.5ml 加于洁净玻片上冷却后用直径 3mm 的打孔器打孔，孔距 4mm。

2. 用移液器将沉淀素血清 10μl 加于接阳极端的抗体孔内，沉淀原加于阴极端的抗原孔内。

3. 将已加样的琼脂板置于电泳槽上（抗原孔置阴极端，抗体孔置阳极端），琼脂凝胶板两端分别用双层纱布与缓冲液相连，接通电源，控制电流 4mA/cm 宽（载玻片宽 2.5cm，每片电流约 10mA），电压 6～7V/cm 长（载玻片 7.5cm），电压控制在 50V 左右。当两者不能同时兼顾时，则保证电压。通电 45min～1h。

4. 关闭电源，取出琼脂板，观察结果。

【结果】

在相应抗原抗体孔之间可见白色沉淀线。

【注意事项】

1. 抗原和抗体孔间隙若大，可造成假阴性结果。

2. 若抗原量过多，白色沉淀线不出现在两者之间，可造成假阳性结果。

3. 若抗原也是免疫球蛋白，则抗原和抗体的扩散速率接近，电泳是朝一个方向泳动，不能形成对流出现沉淀线。

实验四　火箭免疫电泳试验

【目的】

1. 学会火箭免疫电泳试验方法。

2. 理解火箭免疫电泳试验的原理。

3. 熟悉火箭免疫电泳试验的注意事项。

【原理】

火箭免疫电泳试验是单向琼脂免疫扩散试验和电泳技术相结合的一项定量检测技术，以及定向加速的单向扩散试验。将定量的已知抗体均匀混入琼脂内制成琼脂凝胶板，待冷凝后，在琼脂凝胶板的阴极侧打一排小孔，分别加入待测样品及不同稀释度的标准抗原。电泳时凝胶中的抗体不移动，抗原在电场的作用下向阳极移动。当抗原通过含有抗体的琼脂凝胶时，在二者比例适当部位形成免疫复合物，随着抗原量的逐渐减少，抗原泳动的基底区变窄，免疫复合物形成的沉淀区域也逐渐变窄，形成状似火箭的锥形沉淀峰，故名为火箭电泳。由于抗体含量固定，因此沉淀峰的高度与抗原的浓度成正比，可较快地定量测定抗原。

【材料】

待测血清、抗 AFP 抗体、巴比妥缓冲液（pH8.6）、3mm 打孔器、移液器、电泳仪、电泳槽、水浴箱、5cm×9cm 玻璃板等。

【方法】

1. 将 3%琼脂凝胶于沸水中融化，保温于 56℃水浴中。

2. 用生理盐水按效价稀释抗 AFP 抗体，并保温于 56℃水浴中。

3. 吸取上述稀释血清和 3%琼脂凝胶各 1.75ml 混合，立即浇于玻璃板，冷却凝固，即为含抗体的琼脂凝胶板。

4. **打孔和加样**　在距琼脂凝胶板一端 1cm 处打一排小孔，孔距 5mm。用移液器将 10μl 样本加于孔内，并做标记。

5. **电泳**　将琼脂凝胶板加入电泳槽，样品孔靠近阴极端，用双层纱布与电泳槽相连。以电流强度为 40mA 进行电泳 1~2h，或端电压为 3V/cm 电泳 6~8h。电泳完毕、关闭电源，取出琼脂凝胶板，观察结果。

【结果】

观察电泳板上的沉淀峰，并测量从孔中心到峰尖的距离。

1. **绘制标准曲线**　以峰高为横坐标，浓度为纵坐标，在半对数坐标纸上作图。

2. 从标准曲线上查出待测血清中 AFP 的含量。

【注意事项】

1. 制备琼脂凝胶板时，温度不宜过高，以免抗体变性。

2. 本实验为定量试验，因此严格控制各种影响因素，如参考蛋白的标准、抗体的浓度、琼脂的质量与浓度、琼脂板的厚度与均匀程度及加样孔的大小等。

3. 每次加样的抗原液体不得外溢。

4. 电泳终点的时间要看峰的情况而定，若形成尖峰，表示无游离的抗原，电泳完成。若形成圆顶峰，表示抗原未到终点，应继续电泳。

实验五　免疫透射比浊法

【目的】

1. 学习免疫透射比浊法的操作方法。

2. 理解免疫透射比浊法的原理。

3. 熟悉半自动或全自动分析仪的使用。

【原理】

免疫透射比浊法是抗原抗体结合动态变化测定的方法。当抗原与抗体在特殊稀释系统中反应而且比例合适（一般规定抗体过量）时，形成的可溶性免疫复合物在稀释系统中的促聚剂（聚乙二醇等）的作用下，自液相析出，形成微粒，使反应液出现浊度。当抗体浓度固定时，形成的免疫复合物的量随着样品中抗原量的增加而增加，反应液的浊度也随之增加。通过测定反应液的浊度与一系列标准品对照，即可计算出检样中抗原的含量。当光线通过溶液时，可被免疫复合物吸收。免疫复合物量越多，光线吸收越多。光线被吸收的量在一定范围内与免疫复合物的量成正比。当抗体量一定时，利用比浊计测定光密度值，与复合物的含量成正比，也与抗原含量成正比。

人血清免疫球蛋白（Ig）与羊抗人 Ig 抗体在特殊缓冲液中快速结合形成抗原-抗体复合物，使反应液出现浊度，根据浊度形成的程度不同，在 340 nm 波长上读取光密度值（OD 值或 A 值），再与同样条件的标准管比较，即可计算出相应抗原的含量。

【材料】

待测血清及参考血清、羊抗人 IgG、IgM 抗血清及标准 Ig 参考血清、PEG-NaF 稀释液（PEG 40.0g、NaF 20.0g、NaCl 9.0g、NaN_3 1.0g，双蒸水溶解至1ml，过滤后备用）、1ml 刻度吸管、移液器、康氏管、水浴箱、半自动或全自动分析仪。

【方法】

1. 待测血清稀释　测 IgG 时，血清用生理盐水 1∶10 稀释；测 IgM 时，血清不稀释。在测定管中，待测血清最终稀释倍数：IgG 为 1∶1000，IgM 为 1∶50～1∶100。

2. 按表 3-2-1 进行操作。

表 3-2-1　测血清 IgG 和 IgM 含量

试管号	测 IgG	抗体空白管
1. PEG-NaF 稀释液（ml）	1.0	1.0
2. 抗血清（μl）（效价 1∶100）	12.5	—
3. 待测血清（μl）	1.0	1.0

续表

试管号	测 IgM	抗体空白管
1. PEG-NaF 稀释液（ml）	1.0	1.0
2. 抗血清（μl）	12.5	—
3. 待测血清（μl）	1.0	—

3. 各管混匀，37℃水浴30min，340nm 波长以抗体空白管调零，按终点法读取各管光密度值。

4. 标准曲线绘制   将标准参考血清稀释成不同浓度的标准管，以相同操作步骤读取各管光密度，以光密度对浓度进行回归处理，列出回归方程。

【结果】

血清 Ig 含量按下列公式计算。血清 Ig 含量（g/L）=（测定管 A 值/标准管 A 值）×参考血清（g/L）。

注：目前有较稳定的多种分子检测试剂盒，并且检测仪器已完全自动化，可直接打印出含量，无须计算。

【注意事项】

1. 抗原或抗体量大大过剩，可出现可溶性复合物，造成误差。

2. 应维持反应管中抗体蛋白始终过剩。

3. 易受到血脂的影响。

4. 要求免疫复合物的数量和分子质量达到一定高度，否则就难以测出。

5. 增浊剂的使用。

【实验报告】

1. 记录并分析单向琼脂免疫扩散试验结果。

2. 记录并分析双向琼脂免疫扩散试验的原理与结果。

3. 记录并分析对流免疫扩散试验的原理与结果。

（周　峰）

第三节 凝 集 反 应

颗粒性抗原与相应抗体结合，在有电解质存在的条件下，经过一定时间，形成肉眼可见的白色凝集现象。参与凝集反应的抗原称为凝集原，抗体称为凝集素。凝集反应包括直接凝集反应和间接凝集反应两种。前者是指颗粒性抗原与相应抗体直接结合，出现凝集现象；后者是指将可溶性抗原或抗体吸附在与免疫无关的微球载体上，形成致敏载体（免疫微球），再与相应抗体或抗原在电解质存在的条件下进行反应，产生凝集现象。

问题·思考

1. 比较玻片凝集反应、试管凝集反应、胶乳凝集试验和间接凝集抑制试验的区别及其临床应用。

2. 如何鉴定人 ABO 血型、Rh 血型？有何区别？

实验一 直接凝集反应

根据反应所用器具不同可分为玻片凝集反应和试管凝集反应两种。广泛用于疾病的诊断和各种抗原性质的分析。

一、玻片凝集反应

【目的】

1. 学会观察凝集现象。

2. 理解凝集反应原理及临床应用。

【原理】

玻片法为定性试验，方法简便快速，常用已知抗体检测未知抗原，应用于细菌、细胞的鉴定与分型等。

【材料】

玻片、痢疾杆菌诊断血清、痢疾杆菌和伤寒杆菌的斜面培养物、生理盐水、接种环、酒精灯等。

【方法】

1. 取洁净玻片一张，用蜡笔划分为四格并标号。于第 1、2 格内各加稀释的痢疾杆菌诊断血清 2 个接种环，第 3、4 格各加 2 个接种环生理盐水。

2. 用接种环取痢疾杆菌培养物少许，涂于第 3 格中，再由第 3 格取少许涂于第 1 格中，分别充分混匀。

3. 同法取伤寒杆菌少许，先涂于第 4 格中，再由第 4 格取少许涂于第 2 格中混匀。

4. 轻轻摇动玻片，1～2min 后观察结果。

【结果】

可见乳白色凝集块者，即为阳性反应。若不清晰可将玻片移至低倍镜下观察。

【注意事项】

1. 接种环每次调取试剂前后均需酒精灯彻底灼烧，避免交叉污染。

2. 用接种环挑取细菌培养物要适量，注意保证抗原抗体比例适宜。

3. 实验过程中避免玻片上的液体干涸。

二、试管凝集反应

【目的】

1. 学会试管凝集反应方法。

2. 理解试管凝集反应原理。

3. 理解血清效价，并学会判断。

【原理】

试管法为定量试验，常用已知抗原检测血清中有无相应抗体及相对含量，以辅助临床诊断。

【材料】

生理盐水、1∶10 伤寒杆菌免疫血清、伤寒杆菌"H"菌液或"O"菌液、康氏管、刻度吸管等。

【方法】

1. 取洁净小试管 7 支，排成一排置于试管架中，按顺序标号。

2. 用 5ml 吸管吸取生理盐水，每管分别加入 0.5ml。

3. 用 1ml 吸管吸取 1∶10 稀释的伤寒杆菌免疫血清 0.5ml 加入第 1 管中，于管内连续吹吸三次，使血清与盐水充分混匀。然后吸取 0.5ml 加入第 2 管中，再于第 2 管内连续吹吸三次后吸取 0.5ml 加入第 3 管，如此按序倍比至第 6 管为止，自第 6 管吸出 0.5ml 弃去。从第 1 管至第 6 管血清的稀释倍数依次是 1∶20、1∶40、1∶80、1∶160、1∶320、1∶640，第 7 管以生理盐水作对照，稀释方法可参阅下图（图 3-3-1）。

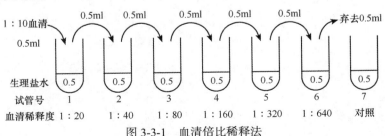

图 3-3-1　血清倍比稀释法

4. 用 5ml 吸管吸取伤寒杆菌"H"菌液或"O"菌液，每管加入 0.5ml。　此时每管血清的稀释倍数递增一倍（表 3-3-1）。

5. 将各管振荡摇匀，置 37℃孵箱过夜，次日观察结果（表 3-3-1）。

表 3-3-1 试管凝集反应 （单位：ml）

试管号	1	2	3	4	5	6	7
伤寒免疫血清	1：20	1：40	1：80	1：160	1：320	1：640	盐水 0.5
伤寒菌液	0.5	0.5	0.5	0.5	0.5	0.5	0.5
血清最终稀释度	1：40	1：80	1：160	1：320	1：640	1：1280	对照
结果							
血清效价							

【结果】

观察试管底部的凝集现象及上层液体的清浊度，记录结果，判断血清效价。

【注意事项】

1. 结果观察 先观察生理盐水对照管，管底沉积物呈圆形，边缘整齐，轻摇后细菌分散呈混浊现象。试验管从第 1 管看起。如有凝集，可见管底有絮状（"H"菌液）或颗粒状（"O"菌液）凝集块，边缘不整齐，上部液体澄清，轻摇后可见凝集物升起，呈絮状。

2. 凝集物的凝集程度判定以"+"号表示如下。

"++++"表示完全凝集，上液澄清轻摇后有大片凝集块。

"+++"表示大部分凝集，上液微浊，凝集块较小。

"++"表示中等凝集，上液较浊。

"+"表示小部分凝集，上液甚混浊。

"–"表示不凝集，与对照管相似。

3. 血清效价是指与一定量的抗原发生肉眼可见的明显凝集（即++凝集）的血清的最高稀释倍数。血清效价代表血清中抗体的含量。血清效价越高，所含抗体的量越多。

实验二　间接凝集反应

常用的试验包括胶乳凝集试验、间接凝集抑制试验，Coombs 试验。适用于各种抗体和可溶性抗原的检测，主要用于某些传染病和原发性肝癌的早期诊断。

一、胶乳凝集试验

【目的】

学习胶乳凝集试验检测特定抗体和可溶性抗原的方法及临床应用。

【原理】

胶乳凝集试验中聚苯乙烯胶乳微粒作为惰性载体，通过物理吸附可溶性抗原转变为致敏颗粒，然后与相应抗体产生凝集反应。

【材料】

黑色凹孔反应板、滴管、钩端螺旋体属特异性抗原致敏的聚苯乙烯乳胶试剂、患者血清、正常人血清。

【方法】

1. 加抗原　取黑色凹孔反应板选两孔，用滴管分别滴一滴钩端螺旋体属特异性抗原致敏的聚乙烯乳胶试剂。

2. 加待测血清　一凹孔滴加一滴钩端螺旋体患者血清抗体，另一凹孔滴加一滴正常人血清，缓慢摇动 5min 观察结果。

【结果】

观察凹孔底部的凝集现象，凝集为阳性，不凝集为阴性。

二、间接凝集抑制试验

【目的】

学习间接凝集抑制试验检测特定抗体和可溶性抗原的方法及其临床应用。

【原理】

抗原（或抗体）与已知可溶性的抗体（或抗原）先行混合，作用一定时间后，再与已知可溶性抗体（或抗原）对应的抗原（或抗体）致敏的乳胶颗粒作用，如待测样品中含有相应抗原（或抗体），便可与加入的抗体（或抗原）结合。当再加入抗原（或抗体）致敏颗粒后，则无相应的抗体（或抗原）与胶乳颗粒表面的抗原（或抗体）结合，因而不出现凝集现象。因此不发生凝集者表明待测样品中含有相应抗原（或抗体），为阳性；发生凝集者说明样品中无相应抗原（或抗体），为阴性。

【材料】

吸附有 HCG（绒毛膜促性腺激素）的聚苯乙烯胶乳抗原、兔抗人 HCG 免疫血清（含抗 HCG 抗体）、生理盐水、孕妇尿液、正常人尿液、待检尿液、带漆圈的黑色玻璃板、毛细滴管、牙签、特种铅笔。

【方法】

1. 取画有 2.5～3cm 大小漆圈的黑色玻璃板，用特种铅笔做好标记，圈 1 作为试验，圈 2 作为阳性对照，圈 3 作为阴性对照。

2. 用 3 支洁净的毛细滴管分别加待检尿液、孕妇尿液、正常人尿液（或生理盐水）各一滴于圈 1、圈 2 和圈 3 内，然后于上述三圈内各滴加兔抗人 HCG 免疫血清一滴，分别用牙签混匀。在桌面上连续缓缓摇动 1～2min。

3. 于上述三圈内各加胶乳抗原一滴，混匀，再连续摇动 2～5min，观察黑色玻璃板上的凝集现象（表 3-3-2）。

【结果】

1. 结果判断 阴性对照圈内出现明显的均匀一致的细小凝集颗粒。阳性对照圈内则为均匀乳胶状，无凝集颗粒。

2. 待检尿液 如试验圈内出现凝集颗粒，为阴性，说明待检尿液中没有 HCG，即为非妊娠尿；如不出现凝集，则为阳性，说明待检尿为妊娠尿，即尿液中含有 HCG。

【注意事项】

1. 所用的免疫血清必须在有效期内使用，冷藏的实验材料使用前恢复至室温（20℃左右），用前应充分摇匀。

2. 被检尿太混浊时，需要小心过滤；尿中有蛋白及血液时，不宜进行此实验。

3. 吸取不同样品的毛细滴管和搅拌不同样品牙签不能混用。

4. 加样不宜过多，带漆圈的黑色玻璃板应平置，防止三圈内反应液溢流相混。

表 3-3-2　间接凝集抑制试验

圈号	1		2	3
第 1 步	待检尿液		孕妇尿液	正常人尿液（或 NS）
第 2 步	HCG 免疫血清		HCG 免疫血清	HCG 免疫血清
第 3 步	胶乳抗原		胶乳抗原	胶乳抗原
现象	凝集	不凝集	不凝集	凝集
结果判定	－	＋	＋	－
结果意义	非妊娠尿	妊娠尿	阳性对照	阴性对照

三、Coombs 试验

Coombs（抗人球蛋白试验）试验是由 Coombs 建立的抗球蛋白参与的一种间接血凝试验，用于检测抗红细胞不完全抗体。Coombs 试验利用抗球蛋白抗体作为第二抗体，起到桥梁的作用，连接与红细胞表面抗原结合的不完全抗体，使红细胞凝集，故又称桥梁凝集反应。Coombs 试验分为直接 Coombs 试验（直接反应）和间接 Coombs 试验（间接反应）。

（一）直接 Coombs 试验

【目的】

1. 通过观察凝血现象，理解 Coombs 试验反应原理。

2. 学习检测红细胞上有无不完全抗体的方法及其临床应用。

【原理】

在患者体内红细胞表面结合有不完全抗体，由于不完全抗体分子量小，体积小，不能起到桥梁作用，仅使红细胞处于致敏状态，在一般条件下不出现可见反应，当加入抗人球蛋白血清后则出现凝集，此即抗人球蛋白直接试验阳性。

【材料】

受检者静脉血、生理盐水、阴性对照红细胞悬液、阳性对照红细胞悬液、抗人免疫球蛋白的抗体、试管、吸管、水浴箱、离心机等。

【方法】

1. 受检红细胞处理 取患者全血脱纤维蛋白（不可用抗凝血，因抗凝血可使阳性变阴性），然后用生理盐水洗涤红细胞 3 次，配成 5%红细胞悬液。

2. 取 4 支试管，做好标记（1 患者、2 阳性、3 阴性、4 盐水对照），分别加入一滴患者红细胞悬液、阳性和阴性对照细胞悬液。

3. 在各管中加入抗人球蛋白试剂 1 滴，混匀，1000r/min 离心 1min，轻轻摇动，先用肉眼观察管底红细胞凝集，必要时可用低倍镜观察（表 3-3-3）。

【结果】

1. 判断依据 先观察阴性和阳性对照管，阳性对照有凝集，阴性对照无凝集，说明检测结果可信。

2. 检测管中出现红细胞凝集为阳性结果，表示红细胞上有相应不完全抗体存在；红细胞不凝集为阴性结果，表示红细胞上没有相应抗体。

表 3-3-3　直接 Coombs 试验

试管号	1	2	3	4
受检红细胞悬液	1 滴			
阳性对照细胞悬液		1 滴		1 滴
阴性对照细胞悬液			1 滴	
抗人球蛋白试剂	1 滴	1 滴	1 滴	
生理盐水				1 滴
现象				

（二）间接 Coombs 试验

【目的】

学习检测 Rh 血型的方法。

【原理】

根据红细胞上 D 抗原的有无可将人类红细胞分为 Rh 阳性和 Rh 阴性，即红细胞上缺乏 D 抗原是 Rh 阴性血型；红细胞有 D 抗原是 Rh 阳性血型。抗-D 抗体（IgG 类）可以特异性结合到 Rh 阳性红细胞上将其致敏，当加入抗人球蛋白血清后出现凝集。

【材料】

三种批号 IgG 抗-D 血清、Rh（D）阴性红细胞悬液、Rh（D）阳性红细胞悬液、待检者静脉血、生理盐水、抗 D 抗原的抗体、抗人免疫球蛋白的抗体。

【方法】

1. 取 12mm×75mm 干净小试管五支，分别标记检测 1、检测 2、检测 3、阴性对照、阳性对照。

2. 三支检测试管分别按标记滴入 IgG 抗-D 试剂血清 1～2 滴，对照管任选其中一种 IgG 抗-D 试剂血清滴入。

3. 三支检测管各滴入被检红细胞悬液 1 滴，对照管分别按标记滴入 Rh（D）阴性、Rh（D）阳性红细胞悬液。

4. 混匀后置 37℃水浴箱 30min。

5. 取出，洗涤三次，最后一次吸干净试管口的生理盐水。

6. 各管分别滴加 1 滴抗人球蛋白试剂抗血清，混匀后 3400r/min 离心 15s。

7. 轻轻摇动试管，观察结果（表 3-3-4）。

【结果】

先观察阴性和阳性对照管，阳性对照有凝集，阴性对照无凝集，说明检测结果可信。检测管出现红细胞凝集则为 Rh 阳性，如不出现凝集则为 Rh 阴性。

【注意事项】

1. 抗人球蛋白血清在制好后，需用阳性红细胞或致敏的 Rh 阳性 "O" 型红细胞鉴定，为阳性者方可使用。为此不必每次做试验时做阳性、阴性对照。

2. 试验时，在未加 Coombs 血清前即发现红细胞凝集，此多为冷凝集现象，此时应在 37℃环境下作试验，以排除冷抗体的存在。

3. 洗涤红细胞时，需用多量生理盐水洗三次，以使血清蛋白充分洗净才可排除其抑制阳性结果的因素。

表 3-3-4　间接 Coombs 试验

试管号	1	2	3	4	5
受检红细胞悬液	1 滴	1 滴	1 滴		

续表

试管号	1	2	3	4	5
Rh（D）阴性红细胞悬液				1 滴	
Rh（D）阳性红细胞悬液					1 滴
抗-D 血清	1 滴	1 滴	1 滴	1 滴	1 滴
抗人球蛋白试剂	1 滴	1 滴	1 滴	1 滴	1 滴
现象					

【实验报告】

1. 记录玻片凝集反应结果并分析。

2. 记录试管凝集反应结果并分析。

3. 记录间接凝集实验的结果并分析。

4. 记录 Coombs 实验的结果并分析。

（张　鹏）

第四节 补体参与的实验

补体是存在于正常人和动物血清中的一组含有酶活性的糖蛋白，可由经典途径、MBL 途径和旁路途径激活，形成 MAC，溶解靶细胞。实验室常用豚鼠的新鲜血清作为补体来源。本节通过实验观察，学会补体的激活机制及其生物学作用。

> **问题·思考**
>
> 1. 溶血反应中羊红细胞破坏的机制是什么？如果溶血反应实验管（1 号管）的羊红细胞没有完全溶解，可能的原因有哪些？
> 2. 在补体结合实验中，设置各个对照管的意义分别是什么？

实验一 溶 血 反 应

【目的】

通过观察溶血现象，理解补体经典激活途径。

【原理】

抗原（羊红细胞）与相应抗体（溶血素）特异性结合，形成抗原-抗体复合物，可通过经典途径激活补体，使羊红细胞溶解。

【材料】

1%羊红细胞、溶血素、补体、生理盐水、康氏试管、吸管、水浴箱等。

【方法】

1. 取洁净康氏试管 4 支，做好标记。

2. 按下表加入实验材料（表 3-4-1），37℃水浴 30min，观察现象。

表 3-4-1　溶血反应　　　　　　　　（单位：ml）

试管号	1	2	3	4
1%羊红细胞	0.1	0.1	0.1	0.1
溶血素 2U	0.1	—	0.1	—
补体 2U	0.2	0.2	—	—
生理盐水	0.1	0.2	0.3	0.4
37℃水浴 30min				
现象				

【结果】

试管中的红细胞由混浊悬液变为淡红色澄清液体为溶血现象。

【注意事项】

1. 实验过程中注意更换吸管，避免混用。

2. 用吸管加样要准确。

3. 羊红细胞、溶血素应新鲜配制，补体及时分装冻存，避免活性下降。

实验二 补体结合反应

【目的】

1. 通过实验观察，加深对补体经典激活途径的认识。

2. 理解补体与抗原-抗体复合物结合的非特异性。

【原理】

补体结合反应是由补体参与的，羊红细胞和溶血素为指示系统的抗原抗体反应。在补体结合试验中，若补体已与待检系统中的抗原-抗体复合物结合，则没有多余的补体与指示系统结合，指示系统不会出现溶血现象，为补体结合阳性反应。相反，则为阴性反应。由于参与本反应的各种成分间有着一定的量的关系，因此在进行本试验之前，必须通过预实验来确定各成分的使用量。

【材料】

待测血清、特异性抗原、补体、1% 羊红细胞、溶血素、华氏试管、吸管、水浴箱等。

【方法】

按表 3-4-2 进行实验操作，具体步骤如下。

1. 取洁净华氏试管 5 支，依次编号。

2. 用吸管在第 1、2 管各加入 1：4 稀释的待测血清 0.1ml。

3. 在第 1、3 管各加入特异性抗原 0.1ml。

4. 在第 1、2、3、4 管各加补体 0.2ml。

5. 在第 2、3 管各加入生理盐水 0.1ml，第 4 管 0.2ml，第 5 管 0.5ml。

6. 混匀，置 37℃水浴箱 30min。

7. 在第 1、2、3、4 管各加入溶血素 0.1ml。

8. 在第 1、2、3、4、5 管各加入 1% 羊红细胞 0.1ml。

9. 混匀，置 37℃水浴箱 20min 后，观察结果。

表 3-4-2　补体结合试验　　　　　　　　　　　　（单位：ml）

试管号	1 试验管	2 血清对照	3 抗原对照	4 补体对照	5 盐水血球对照
待测血清 1：4	0.1	0.1	—	—	—
特异抗原	0.1	—	0.1	—	—
补体 2U	0.2	0.2	0.2	0.2	—
生理盐水	—	0.1	0.1	0.2	0.5
37℃水浴 30min					
溶血素 2U	0.1	0.1	0.1	0.1	—
1%羊红细胞	0.1	0.1	0.1	0.1	0.1

续表

试管号	1	2	3	4	5
	试验管	血清对照	抗原对照	补体对照	盐水血球对照
	37℃水浴 20min				
现象					
结果判断					

【结果】

观察试验管的溶血现象，如果不溶血，为阳性；溶血，为阴性。

【注意事项】

1. 避免吸管混用，加样要精确。

2. 在各对照管现象正常的情况下进行结果判定，不能单独根据试验管的现象判定结果。

实验三　血清总补体的活性测定

【目的】

学习总补体活性测定的实验原理和方法。

【原理】

抗原（羊红细胞），与相应抗体（溶血素）结合后，可激活待检血清中的补体经典途径，导致抗原即羊红细胞溶解。其溶血程度与血清中补体的含量和功能呈正相关，所以此实验反映了总补体的活性。以溶血百分率作纵坐标，相应的血清补体量为横坐标绘图，为 S 曲线关系，但在 50%溶血附近补体的量与溶血的程度呈直线关系。因此通常取反应曲线中间部位即 50%溶血（CH50）为判定终点，故称为 50%溶血试验，即 CH50。引起 50%溶血所需的最小补体量为 1 个 CH50 单位，由此可以计算出待测血清中总的补体溶血活性。

【材料】

磷酸缓冲盐水（pH7.4 PBS）、1%羊红细胞、溶血素、1∶20 待检血清、试管、吸管、水浴箱、分光光度计等。

【方法】

按表 3-4-3 进行实验操作，具体步骤如下。

1. 取 8 支试管，依次编号。

2. 1～6 管加入 PBS 各 0.2ml。

3. 于第 1 管加入 1∶20 待测血清 0.2ml，混匀后吸出 0.2ml 加入第 2 管，依次对倍稀释至第 6 管，从第 6 管吸取 0.2ml 弃去。

4. 1～6 管分别加入 PBS 0.2ml，第 7 管加 0.4ml，第 8 管加 0.5ml。

5. 1～7 管分别加溶血素 0.1ml。

6. 每管各加 1%绵羊红细胞 0.1ml，轻轻摇匀，置 37℃水浴箱 30min，取出试管，2000r/min 离心，判定结果。

表 3-4-3　血清总补体活性测定　　　　　　（单位：ml）

试管号	1	2	3	4	5	6	7	8
PBS	0.2	0.2	0.2	0.2	0.2	0.2	—	—
待测血清	0.2	0.2	0.2	0.2	0.2	0.2	—	— 弃去 0.2
PBS	0.2	0.2	0.2	0.2	0.2	0.2	0.4	0.5
溶血素	0.1	0.1	0.1	0.1	0.1	0.1	0.1	—
1%羊红细胞	0.1	0.1	0.1	0.1	0.1	0.1	0.1	0.1

续表

试管号	1	2	3	4	5	6	7	8
				37℃水浴 30min				
现象								
结果判断								

注：1～6 为试验管，第 7 管为溶血素对照管，第 8 管为绵羊红细胞对照管。

7. 50%标准溶血管的配置 取 1%绵羊红细胞 1ml，离心后弃上清，加入蒸馏水 0.5ml，使红细胞全部溶解后，再入 1.8% NaCl 0.5ml，混匀后加 1% 绵羊红细胞 1ml，即为 50%标准溶血管。

【结果】

观察各试验管的溶血现象，先用肉眼比色，选与 50%标准溶血管最接近的二管，再用分光光度计测（波长 542nm、0.5cm 比色杯）OD 值，确定与 50%标准溶血管最接近者为终点管。再按下式计算 CH50 值。

血清中补体活性单位（CH50 单位）=（1/血清总量）×终点管稀释倍数 U/ml。

【注意事项】

1. 待测血清要求保证新鲜，一般要求在 2h 内进行实验。

2. 50%标准溶血管配置必须使用同批实验用羊红细胞，4℃保存。

【实验报告】

1. 记录溶血反应的现象并分析。

2. 记录补体结合实验的结果并分析。

（尤红娟）

第五节　免疫标记技术

免疫标记技术是用示踪物（荧光素、酶、放射性同位素或胶体金等）标记抗原或抗体，利用免疫反应的高敏性，精确定位，定性或定量地检测特异性抗体或抗原。方法有直接法、间接法和竞争法等。在实际应用中，可根据具体的实验目的选择不同的示踪物及方法。

问题·思考

1. 比较免疫荧光、酶及胶体金标记技术的优缺点。
2. 了解免疫标记技术的临床应用。
3. 比较免疫沉淀反应、凝集反应、标记技术的异同点。

实验一　免疫荧光标记技术

免疫荧光技术旧称荧光抗体技术，传统的荧光抗体技术是在免疫学、生物化学和显微镜技术的基础上建立起来的。荧光素是具有光致荧光特性的染料，不同的荧光素在特定波长光线的照射下，会激发出可见光（荧光）。因此将荧光素标记在抗体（或抗原）上，通过特定波长的光线激发，荧光素发光可以指示相应的抗原（或抗体）。但在实际应用中，很少用荧光标记抗原，因此人们习惯称此法为荧光抗体技术。借助显微影像技术，结合免疫反应的特异性及敏感性，免疫荧光标记技术可精确反映少量抗原在细胞内或表面的定位等。本法可分为直接法、间接法、补体法等，其中以间接法应用最广。常用的荧光素有异硫氰酸荧光素（FITC）、藻红蛋白（PE）、罗丹明（RB200）和异硫氰酸四甲基罗丹明（TMRITC）等。

一、直接免疫荧光法

【目的】

学习直接免疫荧光法的操作方法，理解其原理。

【原理】

本法是将荧光素标记抗体直接和相应抗原反应（图 3-5-1）。此方法非特异荧光染色干扰少，操作简单，但一种标记抗体只能用于一种抗原检测。下文以 B 细胞免疫荧光染色镜检试验为例介绍直接法。

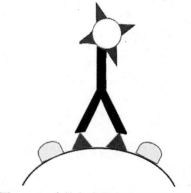

图 3-5-1　直接免疫荧光法原理示意图

B 细胞表面携带膜型免疫球蛋白（SmIg），为 B 细胞的特异性表面标志之一，能与相应的抗体特异性结合，故可用荧光标记的抗 Ig 抗体作免疫荧光染色镜检。B 细胞在分化过程的各阶段均具有 Ig 标志，故可检出全部 B 细胞。每一个 B 细胞可携带不同类 Ig，即 IgM、IgD、IgG、IgA 或 IgE，如分别用单价荧光抗 Ig 抗体染色，则可鉴别带不同类 Ig 的淋巴细胞，外周血 B 细胞以携带 IgM 为主。SmIg 阳性细胞（B 细胞）可与荧光标记抗体结合，在荧光显微镜下细胞膜上呈现荧光。同时用普通光源照明，计数该视野下淋巴细胞总数。根据发荧光和不发荧光的细胞数，可算出 SmIg 阳性细胞或各类 SmIg 阳性细胞的百分数。

【材料】

FITC 标记的兔抗人 IgM、RPMI-1640 完全培养液、5%胎牛血清、受检者静脉抗凝血、D-Hank's 液、人淋巴细胞分离液（相对密度 1.077 ± 0.001）、0.2%锥虫蓝染液、荧光显微镜等。

【方法】

1. 抽取静脉抗凝血 2ml，加入 D-Hank's 液 2ml，混匀后用毛细吸管小心滴加入已装有 2ml 淋巴细胞分离液的离心管液面上方，1500r 离心 20min。

2. 用毛细吸管小心吸取第二层的单核细胞、淋巴细胞，用 Hank's 液洗涤 3 次，注意混匀液体，1500r 离心 10min，弃上清。

3. 沉淀细胞用 RPMI-1640 完全培养液悬浮，计数单个核细胞数，配成 5×10^6/ml 的细胞悬液。

4. 0.2%锥虫蓝染细胞，活细胞数应大于 95%。

5. 在试管中加入配制好的淋巴细胞悬液 0.1ml，再加入一定浓度的荧光抗体 FITC 标记的兔抗人 IgM 0.1ml，4℃放置 30min。

6. 再加入 37℃预温的含 5%胎牛血清的 Hank's 液 2～3ml，1500r 离心 10min，重复洗涤 2 次。

7. 取沉淀细胞滴加在载玻片上，覆以盖玻片，置荧光显微镜暗视野下观察。

【结果】

在荧光显微镜下观察细胞，计数荧光阳性细胞数（凡细胞呈现较强荧光，有明显的细胞轮廓，并可见环状或两个以上斑点或在细胞的一侧有帽状结构的为 B 细胞），继而用普通光源计数同一视野中淋巴细胞总数。每份标本计数 200 个淋巴细胞，计算 B 细胞百分率，同时按原血标本中淋巴细胞的总数计算 B 细胞的绝对值。

【注意事项】

1. 荧光抗体的浓度及细胞数目要合适。

2. 除荧光显微镜观察外，荧光抗体阳性的 B 细胞比率也可使用流式细胞仪进行测定。

二、间接免疫荧光法

【目的】

间接免疫荧光法是常用的检测特定抗原的方法，需学会其方法并理解其原理。

【原理】

间接免疫荧光法（图 3-5-2）有两对抗原-抗体系统：第一对是待测抗原与未标记的特异性抗体（一抗），第二对是一抗与其相应荧光素标记的抗抗体（二抗）。本法敏感性高，但易出现非特异染色。下文以抗核抗体的检测为例。

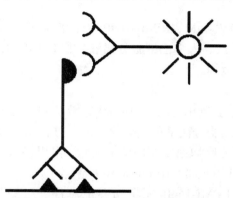

图 3-5-2　间接免疫荧光法原理示意图

系统性红斑狼疮（SLE）患者血清中存在的抗核抗体能同各种系的细胞核结合，此抗核抗体再与荧光素标记的抗人 Ig 结合，最后通过荧光显微镜观察荧光，间接反映抗核抗体的存在。

【材料】

FITC 标记的兔抗人 IgG 抗体、小白鼠、待测血清、生理盐水、冷丙酮、清洁载玻片、荧光显微镜、无齿眼科镊子、眼科剪刀等。

【方法】

1. 制备小白鼠肝印片　将小白鼠颈椎脱臼致死，剖腹取肝，放于生理盐水中漂洗。轻轻捏起肝组织，剪一断面，轻压印于滤纸后，再轻压印在洁净玻片上，留下一薄层肝细胞，可在一张玻片上印 3～4 个印片，冷风吹干后，浸于冷丙酮中固定 5min。

2. 取肝印片，滴加各稀释度的患者血清 20μl，同时用正常人和 SLE 患者稀释血清作阴、阳性对照，置湿盒于 37℃ 30min。

3. 用 0.01mol/L pH7.4 PBS 洗涤，5min×3 次，吹干。

4. 滴加工作浓度的荧光抗体 10μl，置湿盒于 37℃30min。

5. 用 0.01mol/L pH7.4 PBS 洗涤，5min×3 次，吹干。

【结果】

在荧光显微镜下观察：阳性者多为大小一致边界清楚的黄绿色斑点。常见有均质型（整个核显示均一的黄绿色斑点，它是抗核蛋白抗体产生的核染色）、周边型（核周围显示黄绿色的荧光带，它是抗 DNA 抗体产生的核染色）、斑点型（核轮廓不明显，核中央染色较浓，可见荧光斑点，它是抗可溶性核蛋白抗原的抗体产生的核染色）和核仁型（核内呈点状荧光，它是抗 RNA 抗体产生的核染色）。

【注意事项】

1. 制备肝细胞印片时，注意用力适度，避免细胞数目过多或过少影响结果观察。

2. 实验过程中，洗涤要充分，减少非特异性染色。

3. 避免抗体在孵育过程中干涸。

【实验报告】

绘图记录免疫荧光实验结果并分析。

实验二 免疫酶标技术

免疫酶标技术是结合了抗原抗体反应的特异性与酶的高效催化作用的一种常用检测技术。以酶标记抗体（或抗原），通过相应底物被酶催化后的显色反应对组织或细胞标本中的抗原（或抗体）进行鉴定、定位分析；也可根据酶催化底物显色的深浅程度，定量测定体液标本中待测抗原或抗体的含量。

酶联免疫吸附试验（enzyme-linked immune sorbent assay，ELISA）是常用的免疫酶标技术之一，是固相吸附技术和免疫酶标技术结合而成的方法。利用固相载体吸附溶液中的抗原或抗体，用酶标记的抗体或抗原与之结合，在固相载体上形成酶标记的抗原抗体免疫复合物。加入酶的底物，经催化显色，色泽的深浅与标本中相应酶标记的免疫复合物量成正比，可以肉眼直接观察结果或经酶标检测仪测定。常用方法有双抗体夹心法、间接法、直接竞争法及间接竞争法等。

一、双抗体夹心法 ELISA（以检测人 IL-2 为例）

【目的】

学会双抗体夹心法 ELISA，并理解其原理。

【原理】

将抗人 IL-2 单抗包被于酶标板（固相载体）上，标本和标准品中的 IL-2 会通过单抗结合到酶标板上，未结合的物质被洗去。再加入生物素化的抗人 IL-2，它将与结合在单抗上的人 IL-2 结合形成免疫复合物固定于酶标板上，多余的抗体因没有 IL-2 与之结合保留在液相中，则会被洗去，而辣根过氧化酶标记的链霉素亲和素将与二抗上标记的生物素结合，多余的酶联物会被洗掉。加入 TMB（3，3′，5，5′-四甲基联苯胺）显色液，若反应孔中有 IL-2，TMB 将在辣根过氧化酶的作用下显出蓝色，加终止液后变黄。在 450nm 处测 OD 值，IL-2 浓度与 OD_{450} 值成正比，可通过绘制标准曲线求出标本中 IL-2 的含量。

【材料】

人 IL-2 ELISA 检测试剂盒：内含酶标板、包被液、未标记抗人 IL-2 单抗（一抗）、浓缩洗涤液、封闭液、人 IL-2 标准品、生物素标记抗人 IL-2 抗体（二抗）、辣根过氧化酶标记链霉素亲和素、TMB 显色剂、终止液等；微量加样器、酶标测定仪、37℃温箱等。

【方法】

1. 包被-抗 酶标板每孔加入用包被液稀释好的未标记抗人 IL-2 单抗 100μl，用封板胶纸封住反应孔，置 4℃过夜。

2. 洗涤 从已平衡至室温的湿盒中取出所需板条，其余板条仍密封放于 2～8℃。甩尽液体，每孔加入洗涤液 300μl，静置 1min，甩尽液体，在厚叠吸水纸上拍干，洗 3 次。

3. 封闭　每孔加入封闭液 300μl，用封板胶纸封住反应孔，置室温 2h。常规洗涤（同 2）。

4. 加样　加入样本和已稀释的不同浓度的标准品各 100ul 到相应孔中。另设空白孔，加 100μl PBS，用封板胶纸封住反应孔，室温 2h。常规洗板（同 2）。

5. 加二抗　常规洗板（同 2）。每孔加稀释好的生物素标记二抗 100μl，封住板孔，室温 1h。

6. 加亲和素　每孔加稀释好的辣根过氧化酶标记链霉素亲和素 100μl，封住板孔，室温 30min。常规洗板 5 次。

7. 加显色剂　每孔加 TMB 显色剂各 100μl，避光，室温孵育 15～25min。

8. 加终止液　当最高浓度标准品出现蓝色且颜色不随时间改变加深，其他孔标准品出现随浓度梯度上升颜色加深趋势，而空白孔无明显颜色改变时，每孔加终止液 50μl，混匀后即刻在 450nm 处测定 OD 值。

【结果】

1. 绘制标准曲线　以标准品浓度作横坐标，OD 值作纵坐标，绘制标准曲线。

2. 直线回归方程制图　做直线回归方程 $Y=aX+b$，Y=OD 值，X 为 IL-2 浓度值（pg/ml），a：直线斜率，b：截距，求出 a、b 值。以样本的 OD 值代入直线方程求出其浓度。若标本 OD 值高于标准曲线上限，应当稀释后重测，计算浓度时应乘以稀释倍数（图 3-5-3）。

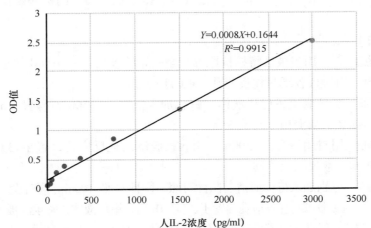

图 3-5-3　人 IL-2 含量的模拟标准曲线

【注意事项】

1. 操作前将所用试剂恢复至室温。

2. 实验中，样品和标准品均需设复孔，以减少实验操作误差。

3. 洗涤要充分，尤其加底物前需增加洗涤次数，保证孔内无残留未结合酶联物。每次洗涤完注意控干水分。

4. 室温一般为 25℃左右，若室温过低可在 37℃温箱中孵育。

5. 终止显色时，终止液加入顺序需与底物加入顺序保持一致，保证每孔底物显色时长一致。

6. 不同底物的显色颜色不同，酶标仪检测波长不同。常用的有邻苯二胺（OPD）底物溶液、TMB 底物溶液，检测波长分别为 492nm 和 450nm。

7. 若标本 OD 值高于标准曲线上限，则需稀释后重新检测。每次检测样品均需做标准曲线。

二、间接法 ELISA（以检测人自身抗核抗体为例）

【目的】

学会间接法 ELISA 并理解其原理。

【原理】

自身免疫病患者血清中存在的自身抗核抗体能同核抗原结合。将核抗原包被于固相载体上，如果待检患者血清中存在自身抗核抗体，则通过该自身抗核抗体可以将酶标的抗人抗体间接固定于固相载体上。最后通过酶标仪检测酶的存在，间接反应是否有抗核抗体的存在。

【材料】

酶标板、包被液、核抗原、洗涤液、封闭液、待测血清、酶标记抗人 IgG 抗体、底物溶液（TMB）、终止液、封板胶纸、微量加样器、酶标测定仪、37℃温箱等。

【方法】

1. 包被抗原 用包被液将核抗原稀释至一定浓度后，取 100μl 加至聚苯乙烯板的小孔内，用封板胶纸封住反应孔，4℃冰箱过夜。

2. 洗涤 次日取出，甩尽液体，每孔加入洗涤液 350μl，静置 1min，甩尽液体，在厚叠吸水纸上拍干，洗 3 次。

3. 封闭 用封闭液每孔 300μl，用封板胶纸封住反应孔，置于 37℃ 30min 后，甩尽液体，常规洗板（同 2）。

4. 加样 分别加入待检血清、阳性对照、阴性对照 100μl。同时设空白孔，加 PBS100μl。用封板胶纸封住反应孔，置于 37℃ 1h 后，甩尽液体，常规洗板（同 2）。

5. 加二抗 每孔加入酶结合物（酶标抗体）100μl，37℃30min 后，甩尽液体，常规洗板 5 次。

6. 加显色剂 每孔加底物显色剂各 100μl，避光，37℃孵育 15～25min。

7. 加终止液 每孔加终止液各 100μl，混匀后肉眼观察结果，并即刻用酶标仪在 450nm 处测定 OD 值。

【结果】

阳性对照 OD 值明显高于阴性对照，且样本 OD 值大于阴性对照 2.1 倍时，判断样本为阳性。

【注意事项】

1. 操作前将所用试剂恢复至室温，试剂使用前要先摇匀。

2. 洗涤要充分，尤其加底物前需增加洗涤次数，保证孔内无残留未结合酶联物。每次洗涤完注意控干水分。

3. 实验需设复孔，以减少操作误差。

4. 显色时间不宜过长。一般当阳性出现明显颜色加深且不随时间而加深，空白孔无明显颜色改变时，终止显色。终止液加入顺序需与底物加入顺序保持一致，保证每孔底物显色时长一致。

三、直接竞争法 ELISA（以检测血清乙型肝炎病毒核心抗体检测试剂盒为例）

【目的】

学会直接竞争法 ELISA 并理解其原理。

【原理】

在已包被有乙型肝炎病毒核心抗原的微孔板内，加入待测标本和酶标记的乙型肝炎病毒核心抗体。标本中若含有乙型肝炎病毒核心抗体，则会和酶标记的抗体竞争性结合微孔板上固相抗原的结合位点，通过洗涤后加底物显色，可反映出结合于固相抗原上的酶标抗体量，其含量与受检标本中乙型肝炎病毒核心抗体量成反比。

【材料】

乙型肝炎病毒核心抗体 ELISA 检测试剂盒（包被抗原微孔板、酶标记工作液、乙型肝炎病毒核心抗体阳性对照及阴性对照、TMB 显色液、终止液、洗涤液等），待测样品，微量加样器，酶标测定仪，37℃温箱等。

【方法】

1. 取出试剂盒中已包被好抗原的包被条，固定，标记。

2. 加样　设阳性对照，每孔加入乙型肝炎病毒核心抗体阳性对照 50μl。阴性对照，每孔加入乙型肝炎病毒核心抗体阴性对照 50μl。空白对照，加入 100μl 生理盐水。然后，依次加入待测样品 50μl。除空白孔外，每孔再加入酶标记工作液 50μl（含酶标记的特异性乙型肝炎病毒核心抗体），置于微型振荡器充分混匀 5s 后，置于 37℃孵育 30min。

3. 弃去液体，拍干，加满洗涤液静止 30s，弃去，重复 5 次。

4. 每孔加底物显色剂各 100μl，避光，37℃孵育 5～15min。

5. 每孔加终止液各 100μl，混匀后肉眼观察结果，并即刻用酶标仪在 450nm

处测定 OD 值。

【结果】

临界值（CO）＝阴性对照平均 OD 值/2。

样品 OD 值（S）/CO≤1 为阳性结果。

样品 OD 值（S）/CO≥1 为阴性结果。

【注意事项】

同间接法 ELISA。

【实验报告】

记录免疫酶标记技术实验结果并分析。

实验三　胶体金标记技术

胶体金标记技术是以胶体金作为示踪标记物应用于抗原或抗体检测的一种免疫标记技术。胶体金是由氯金酸（$HAuCl_4$）在还原剂如抗坏血酸、白磷、柠檬酸钠、鞣酸等作用下，聚合成一定大小的金颗粒，由于其在静电作用下呈现为一种稳定的胶体状态，故称胶体金或金溶胶。胶体金标记，实质上是弱碱环境下，带正电荷的蛋白质等高分子被吸附到带负电荷的胶体金颗粒表面的过程。当胶体金标记的大分子物质与相应的配体结合而聚集时，可借助显微镜或者肉眼观察到聚集的胶体金颗粒，因而可用于目标蛋白的定性或半定量快速免疫检测。目前电镜水平的免疫金染色（IGS），光镜水平的免疫金银染色（IGSS），以及肉眼水平的斑点免疫金染色技术等已日益成为科学研究和临床诊断的有力工具。现以斑点免疫金层析法为例介绍。

【目的】

早孕试纸是斑点免疫金层析法的一种临床应用，需学会其方法并理解其原理。

【原理】

早孕试纸是利用双抗体夹心法的一种典型斑点免疫金层析法应用，其下端黏着有胶体金标记的小鼠抗人绒毛膜促性腺激素（HCG）抗体干片，而膜上测试区（T）及质控参照区（C）分别固化有抗 HCG 单克隆抗体和抗鼠 IgG 抗体（图3-5-4）。孕妇的尿液中含有高浓度的 HCG，尿液经过抗 HCG 抗体干片时，HCG会与胶体金标记的抗 HCG 抗体迅速发生结合形成免疫复合物，该复合物随尿液继续向上渗透至测试区，被固化的抗 HCG 单克隆抗体捕获，使聚集的胶体金被间接固定在测试区从而形成肉眼可见的红色线条（检测线）。未被结合的 HCG抗原-抗体复合物则继续向上渗透至质控参照区可与抗鼠 IgG 抗体结合而在膜上显色（对照线）。而如果尿液中没有 HCG，则胶体金标记的抗 HCG 抗体随尿液渗透，仅能被质控参照区的抗鼠 IgG 抗体捕获，只能在 C 区出现一条红线（对照线）。本实验所有试剂均干化，操作十分简便。

【材料】

待测尿液、早孕试纸（商品供应）。

【方法】

收集尿液，将试纸条有箭头的一端插入尿液中（图 3-5-5），约 10s 后取出平放，5min 后观察结果。

【结果】

如图 3-5-5 所示。

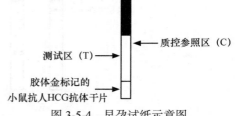

图 3-5-4　早孕试纸示意图

阳性：试纸条上下两端先后出现红色反应线。

弱阳性：试纸条检测线颜色浅于或等于对照线。

阴性：试纸条上端仅有一条红色对照线。

无效：试纸条上下端均无红色反应线出现，表明试验失败或测试条失效。

【注意事项】

1. 该结果不能 100%准确，必要时应到医院检查确诊。

2. 注意试纸条上的指示线，避免试纸条一端插入尿液过浅或过深。

　3. 注意包装盒上的生产日期，不要使用过期的试纸条，因为化学药剂时间长了就会失效。该试纸条为一次性用品，不要重复利用。

【实验报告】

判断早孕试纸检测结果并分析。

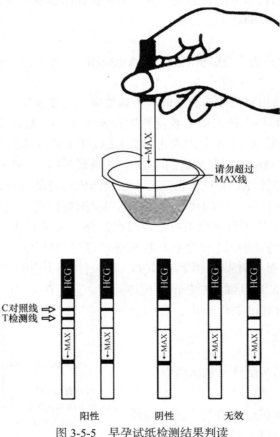

图 3-5-5　早孕试纸检测结果判读

（于　倩）

第四章　实验室常用实验器材、试剂配制及寄生虫常用检查方法

第一节　常用实验器材

一、显微镜

（一）普通光学显微镜

1. 原理和构造　普通光学显微镜是利用光学原理，把人眼不能分辨的微小物体放大成像，提取微细结构信息的光学仪器。光学显微镜的构造主要分为三部分：机械部分、照明部分和光学部分。

2. 使用方法

（1）低倍镜的使用方法

1）取镜及放置：右手握镜臂，左手托住镜座，将显微镜取出并放在自己前方的实验台上，镜座后端距桌边 1～2 寸（1 寸=3.33cm）为宜，便于坐着操作。

2）对光：用右手拇指和中指移动旋转器（切忌手持物镜移动），使低倍镜对准镜台的通光孔（当转动听到碰叩声时，说明物镜光轴已对准镜筒中心）。打开光圈，上升集光器，并将反光镜转向光源，同时调节反光镜方向至视野内的光线均匀明亮。

3）放置玻片标本：取玻片标本放在载物台上，使有盖玻片的一面朝上，用推片器弹簧夹夹住，然后旋转推片器螺旋，将所要观察的部位调到通光孔的正中。

4）调节焦距：左手逆时针方向转动粗调节器，使镜台缓慢地上升至物镜距标本片约 5mm 处。两眼同时睁开，顺时针方向缓慢转动粗调节器，使镜台缓慢下降，直到视野中出现清晰的物象为止。

5）如果物象不在视野中心，可调节推片器将其调到中心。如果视野内的亮度不合适，可通过升降集光器的位置或开闭光圈的大小来调节。

（2）高倍镜的使用方法

1）选好目标：先在低倍镜下把需进一步观察的部位调到中心，同时把物象调节到最清晰的程度，才能进行高倍镜的观察。

2）转动转换器，调到高倍镜头，转换高倍镜时转动速度要慢，并从侧面进行观察。

3）调节焦距：转换好高倍镜后，将微调节器的螺旋逆时针移动 0.5～1 圈，即可获得清晰的物象。（切勿用粗调节器！）

4）如果视野的亮度不合适，可用集光器和光圈加以调节。

（3）油镜的使用方法

1）使用油镜前，先经低、高倍镜观察，后将需进一步放大的部分移到视野的中心。

2）将集光器上调到最高位置，光圈开到最大。

3）转动转换器，使高倍镜头离开通光孔，在需观察部位的玻片上滴加一滴镜油，然后慢慢转动油镜，使镜头浸入油中而又不至压破载玻片为宜。

4）用双眼观察目镜，并慢慢转动微调节器至物象清晰为止。

3. 注意事项

（1）持显微镜时右手握臂、左手托座，不可单手提取，以免零件脱落或碰撞到其他地方。轻拿轻放，不可把显微镜放置在实验台的边缘，以免碰翻落地。

（2）保持显微镜的清洁，光学和照明部分应用擦镜纸擦拭，切忌口吹手抹或用布擦，机械部分可用软布擦拭。同时，水滴、乙醇或其他药品切勿接触镜头和镜台。如果沾污应立即擦净。

（3）放置玻片标本时要对准通光孔中央，且不能反放玻片，防止压坏玻片或碰坏物镜。不要随意取下目镜，以防止尘土落入物镜，也不要任意拆卸各种零件，以防损坏。

（4）油镜使用完毕，先用擦镜纸沾少许擦镜液将镜头上和标本上的镜油擦去，然后再用擦镜纸擦干净。

（5）显微镜使用完毕，擦拭干净后，套上罩子，放到安全位置。

（二）体视显微镜

1. 原理和构造　体视显微镜的原理是利用变焦镜使物体成像后的两个光束分开，形成体视角，经过各自的目镜成像，利用双通道光路，即双目镜筒中不平行的左右两光束形成夹角，为左右两眼分别提供一个立体感的图像。体视显微镜的构造包括机械部分、照明部分和光学部分三个部分。

2. 使用方法

（1）根据物体颜色，选择黑白工作台，将所需观察的标本置于载玻片上或培养皿中。

（2）选择合适的放大倍率，并换上目镜，通过拉出或压入活动支柱来调节体视显微镜的工作距离。

（3）操作时，转动升降手轮，将物体移至工作台板中心位置，使左侧目镜能观察到清晰的物象，同时，转动目镜调焦环使右侧目镜成像清晰。通过转动倍调节圈调节适当的放大倍数。

（4）显微镜使用完毕，擦拭干净后，套上罩子，放到安全位置。

3. 注意事项

（1）功能切换，动作要轻，调焦时不要使物镜碰到样本，以免划伤物镜。

此外，非专业人员不要调整照明系统，以免损伤灯丝影响成像质量。

（2）使用完毕关机时，将调焦机构调到最低状态，亮度调到最小，待体视镜冷却后再盖防尘罩，注意防火。

（三）荧光显微镜

1. 原理和构造　荧光显微镜是利用高发光效率的点光源，经过滤色系统发出一定波长的光作为激发光、激发标本内的荧光物质发射出各种不同颜色的荧光后，再通过物镜和目镜放大进行观察，辨认出很弱的荧光。该显微镜敏感性高，主要应用于细胞结构、功能和化学成分等的检测。荧光显微镜由光源、滤色系统、反光镜、聚光镜、物镜和目镜等构成。

2. 使用方法

（1）荧光显微镜的操作应在暗室内进行，关灯、关门并拉上窗帘。

（2）打开荧光显微镜稳压器，然后再启动紫外灯，切勿短时间内反复启动。

（3）调节激发滤光片，选用合适的阻挡滤光片。

（4）先用低倍镜找到视野，再用高倍调焦镜检，出现荧光。

（5）因荧光受紫外线照射时间的延长而逐渐淬灭，因此要经常变换视野。

3. 注意事项

（1）操作严格按照说明书，严禁更改流程。

（2）操作在暗室内进行，应待眼睛适应 3～5min 后再观察。

（3）检查时间不宜超过 90min，否则会导致激发光减弱，影响观察结果。

（4）荧光显微镜寿命有限，为了保护光源，标本应集中检查。

（5）样本观察时间不宜过长，以免荧光淬灭。

（6）使用后应做好记录。

二、超低温冰箱（-80℃）

1. 原理和构造　超低温冰箱采用二级制冷原理，第一个制冷系统的蒸发器部分为第二个制冷系统的冷凝器提供冷量，第二个制冷系统用的是低温制冷剂，其冷凝温度很低。超低温冰箱由内箱体（分为多个承物层，每层均设计有可独立开关的内门）、外箱体（由若干冷轧钢板相互直接拼接而成）、制冷系统和电路系统等构成。

2. 使用方法

（1）接通电源，打开冰箱的开关。温度显示屏显示的是冰箱的实际温度。

（2）使用 "SET" 键调节冰箱的温度至-80℃，数字不断闪烁直至冰箱温度到达设定的温度。

（3）冰箱的管理人应每日记录冰箱的温度，并将表格贴于冰箱门上，每月更换并存档。

（4）超低温冰箱由专人保管，试剂和物品应定点存放。

3. 使用注意事项

（1）打开冰箱取物应迅速，开门时间不可太久。

（2）关闭冰箱时，须确保冰箱内的扣板扣紧，然后将冰箱门上的扣板扣紧，最后上锁。

（3）关箱后，冰箱温度下降至-80℃时方可离开。

三、电热恒温培养箱

1. 原理和构造　利用水箱内的水，经电加热后，传导至内室将箱温升高、使箱内间接加热，温度上升下降均较直接，适合于做细菌培养等研究。培养箱由箱体外壳、箱体和透明玻璃门组成。

2. 使用方法

（1）接通电源后，设定培养箱的温度。

（2）为了防止恒温箱内空气干燥，应在箱内放入盛水容器，维持一定的湿度。

（3）保持温箱内外清洁。

3. 注意事项

（1）无论放入或取出培养物，均应随手关闭箱门，以免箱内温度波动。

（2）为了便于空气对流，培养箱内放置培养物不宜过挤。

四、恒温水浴箱

1. 原理和构造　利用传感器将水槽内水的温度转换为电阻值，通过集成放大器的放大后输出控制信号，有效地控制电加热管的平均加热功率，使水槽内的水保持恒温。恒温水浴箱由外壳、水槽和上盖三个部分构成。

2. 使用方法

（1）水浴箱装水适量后，接通电源，根据需要设定温度。

（2）温度设定好后，不要随意转动调节温度的开关。

（3）水浴箱内要及时补充水分，最低水位不要低于电热管以上10cm。

（4）经常保持水浴箱内外整洁，箱内的温水应定期更换。

（5）放置物品至水浴箱后，应及时盖好上盖，防止水分蒸发。

3. 注意事项

（1）使用前测量箱内的水温是否合适，并检查箱内的水是否充足。

（2）水浴样本的容器不可高于箱内水的液面，以免交叉污染。

（3）防止酸碱等腐蚀性药物进入箱内，以免损害箱壁，若出现样本污染，应马上消毒处理。

五、移液器

1. 原理和构造　移液器的工作原理是通过活塞，利用弹簧的伸缩运动来控制吸液和放液。在活塞的推动下，排出部分空气，利用大气压吸入液体，再由活塞推动空气排出液体。移液器由控制按钮、体积显示窗口、套筒和弹性吸嘴等构成。

2. 使用方法

（1）选择移液器：移液器有多种规格，通常会标注于刻度旁边。在使用前应选择一支量程合适的移液器。

（2）根据移液量调节移液器的刻度，量程不可过大或过小。

（3）安装吸头：选择合适的吸头，将移液枪垂直插入吸头旋转上紧。

（4）吸取液体：手握移液器，拇指按下推动按钮，遇到一个阻力时将移液管吸头垂直浸入液面，然后缓慢平稳的松开拇指，慢慢吸入液体。注意不要有气泡。推动按钮恢复至原始位置时，将吸头撤出液面。

（5）释放液体：将吸头头部垂直释放，缓慢推下按钮，遇到第一个阻力点后停 1～2s，继续按至第二个阻力点，排出所有液体，缓慢移开吸头，松开按钮使之回到起始位置。

（6）按下卸吸头的按钮退下吸头，同样的操作吸取另一种液体。

3. 注意事项

（1）装移液器枪头时，不可使用移液器撞击吸头，这样会导致移液器的零件松散，造成吸液不准。

（2）吸液时应保持移液器垂直，将吸头浸入液面，缓慢松开拇指。

（3）吸打液体时应缓慢，切不可吹打混匀液体。

（4）移液器每次使用后，应将量程调至最大，使弹簧复原。

（5）严禁使用移液器吸取有强挥发性、强腐蚀性的液体。

六、对流免疫电泳仪

1. 原理和构造　对流免疫电泳仪的原理是利用电场力的作用使抗原抗体特异性结合。对流免疫电泳仪包括电泳槽、上盖和电极线三个部分。

2. 使用方法

（1）向电泳槽内加入适量的缓冲液，浸没电极线。

（2）按颜色（红色正极，黑色负极）连接好电泳槽和电泳仪的连接导线，并放置好待电泳的样品，搭好纱布搭桥。

（3）设定好电流、电压和电泳的时间。启动电源，开始电泳。

（4）电泳结束后，应按下电源开关，切断电源，观察实验结果。

3. 注意事项

（1）使用前检查电泳槽中电泳液是否充足。

（2）使用前确保电极连接正确方可启动电源。

（3）电泳仪启动后，待电压电流到达设定值，并稳定 2～3s 后离开。

七、离心机

（一）普通离心机

1. 原理和构造 离心机的原理是利用旋转运动的离心力及物质的沉降系数或浮力密度的差异进行分离、浓缩和提纯生物样本。离心机由电动机、离心转盘、控制面板、真空系统和离心室等部分构成。

2. 使用方法

（1）将离心机至于平稳坚固的地方，插上电源插头，打开电源开关。

（2）将待离心的样本配平，对称放入离心机的转盘内。

（3）设置好转速和离心时间，按"启动"按钮开始离心。

（4）离心开始阶段，转速逐步上升，此时应注意离心机运行是否平稳，若有异常振动或异常声音，应马上停止离心，必要时切断电源。

（5）离心结束后，待转速降至"0"方可取出离心管，切断电源，并保持离心机内部整洁。

3. 注意事项

（1）离心机应定期检查，确保转轴和转子的正常工作。

（2）离心的样本应严格配平。

（3）离心开始后，待转速达到设定值，并稳定2~3s后方可离开。

（4）离心过程中不可打开离心机的盖，更不能用手触摸离心机的转盘。

（5）离心结束后，待转速降至"0"方可开盖。

（二）低温离心机

1. 原理和构造 离心机是利用离心力对溶液和试剂进行分离和沉淀的一种实验常用仪器。低温离心机保证样品在低温状态下被分离和制备，是实验室工作中必不可少的仪器。低温离心机由离心室、制冷系统、驱动系统和控制系统构成。

2. 使用方法

（1）使用前接通电源，检查仪器，选择合适的转子。

（2）将待离心的液体装入合适的EP管中，称重并严格配平，对称地放入转子中。

（3）调节所需的转速和离心所需的时间。

（4）启动离心机，观察离心机，达到最大转速并稳定。

（5）离心结束后，自动关机，关闭电源开关并切断电源。

（6）将转子取出，离心机的盖子敞开放置。

3. 注意事项

（1）仪器应严格按照说明书操作。

（2）确保仪器放置在坚固平整的台面上。

（3）仪器在高速旋转时切不随意打开盖门。

（4）离心前必须经常检查离心管，有裂纹、老化等现象应及时更换。

（5）离心结束后，将转头和仪器上的水擦拭干净，防止污染而产生腐蚀。

（6）离心的样本相对密度不可以超过离心机的最大承受力。

八、酶标仪

1. 原理和构造　酶标仪是单通道自动进样的工作原理，光源灯发出的光波经过滤光片或单色器变成一束单色光浸入待测标本，该单色光一部分被标本吸收，另一部分则透过标本照射到光电检测器上，将因待测标本不同而强弱不同的光信号转换成相应的电信号。电信号经前置放大，对数放大，模数转换等信号处理后送入微处理器进行数据处理和计算，最后由显示器和打印机显示结果。酶标仪主要由光源系统、单色器系统、样品室、探测器和微处理器控制系统等构成。

2. 使用方法

（1）开机，打开电源仪器处于自检状态，开机后，按复位键，等待预热。

（2）在酶标仪测量机质量控制系统中，设置系统的参数：入温度，波长等。

（3）调零，放置调零孔，按下调零键。

（4）将酶标板放置在酶标仪上，按测量按钮开始测量。

（5）测量完毕后，按下打印键或者手动抄录结果。

（6）检测结束后，取出酶标板，清洁酶标仪。

3. 注意事项

（1）保持酶标仪的清洁，光学部分防止尘埃污染。

（2）酶标仪应提前 30min 开机预热。

（3）仪器放置平稳，于 15～30℃温度，相对湿度小于 85%环境下使用。

九、高压蒸汽灭菌器

1. 原理和构造　高压蒸汽灭菌是将待灭菌的物品放在一个密闭的加压灭菌锅内，通过加热，使隔套间的水沸腾而产生蒸汽，待蒸汽急剧地将锅内的冷空气从排气阀中驱尽，然后关闭排气阀，继续加热，此时由于蒸汽不能溢出，而增加了灭菌器内的压力，从而使沸点增高，得到高于 100℃的温度。导致菌体蛋白质凝固变性而达到灭菌的目的。高压蒸汽灭菌器由上盖、手轮、控制面板、压力表和电源开关等构成。

2. 使用方法

（1）加水至锅内达到规定水平，将待灭菌物品放入内层锅内，把锅盖上相对位置的旋钮逐对拧上，然后逐对检查，直至拧紧，使锅盖均匀密闭。

（2）接通电源，设定灭菌的压力和时间，启动加热。

（3）锅底部加热，器内压力逐渐升高，达到一定压力时，排气阀开始排气，直到锅内冷空气完全排出，压力表指示为"0"时，表示锅内冷空气已排尽，此时排气阀自动关闭。

（4）排气阀关闭后，继续加热，器内压力又逐渐升高，直到压力表显示达到所需的压力值即开始计时，维持设定的时间。

（5）灭菌时间到达后，自动停止加热，压力自行下降，待压力表指示为"0"时，方可打开锅盖，取出灭菌物品。

3. 注意事项

（1）定期检查压力表的性能是否正常，使用前检查排气活塞及安全阀门是否正常，以免发生危险。

（2）灭菌物品不应放置过挤，妨碍蒸汽流通，影响灭菌效果。

（3）灭菌过程中即灭菌未毕时，不可突然打开排气阀放气减压，以免瓶内液体因压力突然减小而冲出外溢。

（4）为了确保灭菌效果，应定期检查。

十、超净工作台

1. 原理和构造　工作台内部自带高效离心式工作台专用风机，经初级过滤器与高效过滤器过滤后，在台面内工作区域呈水平或垂直方向将洁净气流送出，满足局部区域对实验操作的要求。超净工作台由工作台箱体、底架、台面、风机、高效过滤器、初效过滤器、LED控制面板、万向轮、导风板等部件构成。

2. 使用方法

（1）使用前先打开紫外灯，持续照射30min。

（2）关闭紫外灯，启动鼓风机，清除超净工作台内尘粒，持续10~20min。

（3）在工作区的中心位置进行实验操作。

（4）工作完毕停止送风机运行，并关闭操作窗。打开紫外线灯照射30min后关闭电源。

3. 注意事项

（1）新购买的或许久未用的超净工作台，除了使用紫外线灯等照射外，最好能进行熏蒸处理。

（2）严格执行实验室安全规程，特定病原菌在任何超净工作台中的使用必须进行安全评估。

（3）长期不使用的超净工作台应拔掉电源。

十一、CO_2 培养箱

1. 原理和构造　CO_2 培养箱的原理是应用人工的方法，在培养箱内形成适合微生物、细胞及细菌生长繁殖的微环境。CO_2 培养箱由箱体、排风装置、温控装置、CO_2 控制装置四部分构成。

2. 使用方法

（1）将减压阀装在 CO_2 钢瓶上，然后用胶管将减压阀输出接头与 CO_2 箱背后上方的 CO_2 进气管接头紧密连接，确保所有接头处不漏气。

（2）使用前用 75%乙醇擦净 CO_2 工作箱内室，并打开紫外线灯消毒 1～2h。

（3）用加水管连接水龙头向 CO_2 培养箱内加水至规定水位。

（4）接通电源，电源开关置"1"，绿色指示灯亮。设定需要的温度，待指示灯达到设定的温度后，开启 CO_2 钢瓶，使气体缓慢进入内室。随着浓度升高，CO_2 控制器显示出 CO_2 浓度值到达设定值时，自动切换至空气和 CO_2 补气状态。此时即可使用培养箱。

（5）培养结束后，开箱门取出培养物。若暂时不用，则应先将 CO_2 钢瓶关闭，再关闭空气流量计和 CO_2 流量计。最后关闭总电源。若长期不使用，应取出水盘，擦干工作室，关闭 CO_2 进气开关，使 CO_2 箱在 37℃条件下开机 2h，烘干工作室内水分，再切断总电源。

3. 注意事项

（1）CO_2 培养箱应由专人保管和调节，操作面板上的开关和调节按钮切勿随意扭动，以免损害机器。

（2）培养箱内部应定期擦拭消毒，避免其他微生物污染。

（3）经常查看箱内水位，每年换水一次。

（4）定期检查温度安全装置，以防温度过高。

（5）使用的 CO_2 必须是纯净无污染的。

十二、生物安全柜

1. 原理和构造　生物安全柜按照循环风和排风比例 70%∶30%，经过滤后以垂直单向气流方式流向操作区，使操作区始终维持 10～100 级以上的洁净度。保证实验者在生物安全柜工作区的气流分界区域附近操作时，操作产生的污染气体会迅速并彻底地进入生物安全柜的吸风槽，以免试剂间交叉污染。生物安全柜可以分为一级、二级和三级三种类型，一级生物安全柜目前很少使用，二级和三级生物安全柜，一般用于安全等级高的实验室。生物安全柜由风机系统、过滤器、控制和报警系统构成。

2. 使用方法

（1）使用前，熟悉安全柜控制面板上的功能键，包括电源开关键、杀菌灯键、风挡键（快速、慢速、无风）、照明键等。

（2）使用时先按下控制面板上的电源开关，接通电源即可使用。

（3）根据不同的操作需要，选择不同的程序。

3. 注意事项

（1）安全柜应放置于十万级以下的初级净化间，操作前应打开紫外灯，照射 30min。移入物品前用 75%乙醇擦拭物品表面，以去除污染。

（2）使用前先打开风机 10min，待柜内空气净化并气流稳定后再进行实验操作。将双臂缓缓伸入安全柜内，静止 2min，使柜内气流稳定后再进行操作。

（3）安全柜内不放与实验无关的物品。同时物品应尽量靠后放置，以免挡住气道口，干扰气流正常流动。

（4）操作时应避免交叉污染。准备好 75%乙醇棉球或用消毒剂浸泡的小块纱布，同时避免覆盖安全柜的格栅。

（5）实验操作中，不可完全打开玻璃视窗，同时保证操作人员的脸部在工作窗口之上。柜内操作应轻柔、舒缓，防止影响柜内气流。

（6）安全柜应定期进行检测与保养，以保证其正常工作。

（周晓燕）

第二节　常用试剂配制

一、培养基

1. 固体培养基

营养琼脂　　　　　　　　　　　　　　　　14.1g

溶于 600ml 去离子水，加热煮沸，稍凉后调 pH 至 7.4，趁热分装至华氏管，高压，制成斜面备用；或高压灭菌后，无菌条件下倾倒平板，凝固后备用。

2. 液体培养基

NaCl　　　　　　　　　　　　　　　　　　1.5g

牛肉浸膏　　　　　　　　　　　　　　　　1.5g

蛋白胨　　　　　　　　　　　　　　　　　3g

溶于 300ml 去离子水，加热煮沸，稍凉后调 pH 至 7.4，趁热分装至康氏管，高压，备用。

3. 半固体培养基

半固体琼脂　　　　　　　　　　　　　　　13.2g

溶于 600ml 去离子水，加热煮沸，稍凉后调 pH 至 7.4，趁热分装至康氏管，高压，备用。

4. 双糖铁培养基

双糖铁琼脂（下层）　　　　　　　　　　　12.5g

溶于 500ml 去离子水，加热煮沸，稍凉后调 pH 至 7.4，趁热分装至华氏管，高压，室温下直立放置，凝固后备用。

双糖铁琼脂（上层）　　　　　　　　　　　21g

溶于 500ml 去离子水，加热煮沸，稍凉后调 pH 至 7.4，高压、无菌条件下趁热分装于下层培养基上面，制成斜面。

5. 血琼脂平板培养基

营养琼脂　　　　　　　　　　　　　　　　14.1g

溶于 600ml 去离子水，加热煮沸，稍凉后调 pH 至 7.6，冷却至 45～50℃，无菌操作于每 100ml 营养琼脂加无菌脱纤维羊血 5～10ml，轻轻摇匀，立即倾注于平板，凝固后备用。用于厌氧菌培养时，按每 100ml 容积需焦性没食子酸 1g 和 2.5mol/L NaOH 10ml 的用量，先将焦性没食子酸放入平皿盖背面折叠的无菌纱布上，然后滴入 NaOH，立即将接种好厌氧菌的平板扣上，用熔化的石蜡密封平皿盖与平皿的间隙，35℃孵育。

6. RPMI-1640 基础培养基

RPMI-1640　　　　　　　　　　　　　　　10.4g

HEPES　　　　　　　　　　　　　　　　　2.4g

谷氨酰胺	0.15g
$NaHCO_3$	2g
葡萄糖	3.6g
丙酮酸钠	0.11g

去离子水定容至 2000ml，0.22μm 微孔滤膜滤过除菌。分装后 4℃保存。

7. 沙门-志贺琼脂（Salmonella Shigella agar）**培养基**

SS 琼脂	36.9g

溶于 600ml 去离子水，加热煮沸，调 pH 至 7.0，高压灭菌后冷却至 60℃，无菌条件下倒平板，凝固后备用。

8. 沙氏葡萄糖琼脂培养基（sabouraud dextrose agar medium）

蛋白胨	10g
葡萄糖	40g
琼脂	15g

去离子水定容至 1000ml，调 pH 至 5.4～5.8，121℃高压灭菌 15min，冷却至 50℃左右时，倾入无菌平皿，备用。

9. 庖肉培养基

牛肉渣	0.5g
牛肉汤	7ml

取制备牛肉浸液剩下的并经过处理的肉渣，装于 15mm×150mm 试管中，每管 0.5g，并加入 pH7.6 的液体培养基 7ml，上盖 3～4mm 厚的融化凡士林，高压灭菌后备用。

10. 罗氏（Lowenstein-Jensen）**培养基**

KH_2PO_4	2.4g
$MgSO_4 \cdot 7H_2O$	0.24g
柠檬酸镁	0.6g
天门冬素	3.6g
甘油	12ml
马铃薯淀粉	30g
新鲜鸡卵液	1000ml
20g/L 孔雀绿水溶液	20ml
去离子水	600ml

加热溶解磷酸盐、硫酸镁、柠檬酸镁、天门冬素及甘油于去离子水；将马铃薯淀粉 30g 溶于上述溶液 600ml 内，煮沸 1h，不时搅拌，再置于 56℃水浴箱内 1h；取新鲜鸡卵用肥皂与水洗净后，75%乙醇消毒卵壳，无菌操作击破卵壳，将全卵液一并收集于灭菌量杯内，搅拌均匀，再以无菌纱布过滤，收集卵液 1000ml，加于上述混合液中；加入已灭菌 20g/L 孔雀绿水溶液 20ml，混匀后分

装于华氏管，85℃ 1h 间歇灭菌两次，无菌试验检测后 4℃保存。

11. L 型固体培养基

牛肉浸液	800ml
蛋白胨	20g
琼脂	8g
NaCl	50g
血浆	200ml

加热溶化调整 pH 至 7.6，高压灭菌，冷却至 50～60℃倒平板，凝固后备用。

12. 麦康凯（Mac Conkey，MAC）琼脂培养基

麦康凯琼脂	27.5g

溶于 500ml 去离子水，加热煮沸，稍凉后调 pH 至 7.2，高压灭菌后无菌条件下倒平板，凝固后备用。

13. 柯氏培养基（Korthof 培养基）

蛋白胨	0.4g
NaCl	0.7g
$NaHCO_3$	0.1g
$Na_2HCO_3 \cdot 12H_2O$	0.44g
KCl	0.2g
KH_2PO_4	0.12g
H_2O	500ml

加热煮沸，稍凉后调 pH 至 7.2，分装，高压灭菌，备用。（兔血清 56℃、30min 灭活。用时，往上述备用的分装瓶中以无菌操作加入灭活兔血清，使血清最后浓度为 8%～10%）

二、染液

1. 瑞氏（Wright）染液

瑞氏染料	1.8g
纯甲醇	600ml

将 1.8g 染料置于研钵中，加入少量纯甲醇研磨，将溶解的染料移至洁净的棕色玻璃瓶中；分批加入甲醇研磨，直至染料全部溶解；置室温 1 周后即可使用。新鲜配制的染料偏碱，放置后可显酸性。存储越久染色越好。封闭保存，避免吸水影响染色效果。或可加入 30ml 中性甘油，染色效果更佳。

2. 姬姆萨（Giemsa）染液

姬姆萨染料	0.8g
甘油	50ml
甲醇	50ml

将 0.8g 染料加到 50ml 甘油中，混匀，置 60℃水浴箱 2h，不时搅拌。取出晾至室温，加入甲醇 50ml，用磁力搅拌过夜。过滤，滤液保存，应用时用 PBS（1/15mol/L，pH 6.4～6.8）或去离子水稀释 10 倍。

3. 瑞氏-姬姆萨染液　取瑞氏染液 5ml，姬姆萨原液 1ml，加去离子水或 PBS（pH 6.40～6.98）6ml。如有沉淀，须重新配制，或按以下方法配制：

瑞氏染料	0.3g
姬姆萨染料	0.03g
甲醇	100ml

配制方法同瑞氏染液。

4. 0.5%锥虫蓝（trypan blue）

锥虫蓝	1.0g
去离子水	100ml

将锥虫蓝充分溶解于去离子水中，过滤去沉淀，至 4℃或室温保存。应用时用 18g/L NaCl 盐水 1：1 稀释。

5. 革兰染液

（1）结晶紫染液：结晶紫 4～8g，溶于 100ml 95%乙醇制成饱和液。取饱和液 20ml 与 10g/L 草酸铵水溶液 80ml 混合，过滤。

（2）卢戈（Lugol）碘液：碘化钾 2g，10ml 去离子水充分溶解，然后加碘 1g，完全溶解后加去离子水至 300ml。

（3）95%乙醇。

（4）稀释石炭酸复红：4g 碱性复红溶于 100ml 95%乙醇，即配成碱性复红饱和乙醇溶液。10ml 饱和液和 90ml 50g/L 石炭酸水溶液混匀，即石炭酸复红液。10ml 石炭酸复红液用去离子水定容至 100ml 即为稀释石炭酸复红。

6. 抗酸染色液（acid-fast）

（1）石炭酸复红液：4g 碱性复红溶于 100ml 95%乙醇，即配成碱性复红饱和乙醇溶液。10ml 饱和液和 90ml 50g/L 石炭酸水溶液混匀，即石炭酸复红液。

（2）脱色：3%盐酸乙醇，浓盐酸 3ml 加入 95%乙醇 97ml 混匀。

（3）碱性亚甲蓝染液：亚甲蓝 2g，溶于 100ml 95%乙醇中，即成亚甲蓝乙醇饱和液。饱和液 30ml 与 0.1g/L 氢氧化钾水溶液 100ml 混匀即成。

7. 改良抗酸染液（Modified acid-fast）

A 液：碱性复红 4g，95%乙醇 20ml，石炭酸 8ml，蒸馏水 100ml。

B 液：纯硫酸 10ml，蒸馏水 90ml。

C 液：孔雀绿 0.2g 加入蒸馏水 10ml，完全溶解后取 1ml，加入 10ml 蒸馏水。

以上溶液不能混合使用，需要按顺序单独使用。

8. 苏木精-伊红（hematoxylin-eosin，HE）**染色液**

（1）0.5%～1%的伊红乙醇溶液：伊红 0.5～1g，加少量去离子水溶解后，再滴加冰醋酸直至浆糊状。以滤纸过滤，将滤渣在烘箱中烤干后，以 95%乙醇 100ml 溶解。

（2）苏木素染液

苏木精	6g
无水乙醇	100ml
硫酸铝钾	150g
碘酸钠	1.2g
冰醋酸	120ml
甘油	900ml
去离子水	2000ml

将苏木素溶于无水乙醇，再将硫酸铝钾溶于蒸馏水，溶解后将甘油倾入一起混合，最后加入冰醋酸和碘酸钠。

（3）1%盐酸乙醇分化液：将 1ml 浓盐酸加入 99ml 70%乙醇中即可。

9. 戴氏苏木素（Delafield haematoxylin）**染色液** 苏木素结晶 4g 溶解于 95%乙醇 10ml，然后逐滴加入饱和铵明矾水 100ml 混合，装入棕瓶中，用纱布包裹扎紧瓶口，暴露于空气及阳光下，使其充分氧化，2～4 周后过滤，再加入甘油和甲醇各 25ml，再静置数日后过滤，放置约 2 个月，直至液体成熟呈暗红色时使用。使用时将原液稀释成 5%～10%浓度使用。

10. 哈氏（Harris）**苏木素染色液** 将苏木素结晶溶于 10ml 无水乙醇中，另外将铵明矾 20g 加入 200ml 蒸馏水中加温完全溶解，用微火煮沸 20min。将溶解的苏木素乙醇溶液缓慢滴入正在沸腾的铵明矾溶液中，离开火焰缓慢加入氧化汞 0.5g，再煮沸几分钟。最后将盛放液体的烧杯迅速移到流动冷水中快速冷却，室温放置 24h 后过滤，储存于棕色瓶中备用。使用前再加入冰醋酸 4ml，可增强其核染色力。

11. 芽胞染色液

（1）石炭酸复红液：4g 碱性复红溶于 100ml 95%乙醇，即配成碱性复红饱和乙醇溶液。10ml 饱和液和 90ml 50g/L 石炭酸水溶液混匀，即石炭酸复红液。

（2）脱色剂：95%乙醇。

（3）碱性亚甲蓝染液：亚甲蓝 2g，溶于 100ml 95%乙醇中，即成亚甲蓝乙醇饱和液，饱和液 30ml，加入蒸馏水 100ml 及 10%氢氧化钾溶液 0.1ml 即成。

12. 利夫森（Leifson）**鞭毛染色液**

A：20%单宁（鞣酸）2.0ml。

B：饱和钾明矾液（20%）2.0ml。

C：5%石炭酸 2.0ml。

D：碱性复红乙醇（95%）饱和液 1.5ml。

将以上各液于染色前 1~3 日，按 B 加到 A 中，C 加到 A、B 混合液中，D 加到 A、B、C 混合液中的顺序，混合均匀，马上过滤15~20次，2~3 日内使用效果较好。

13. 黑斯（Hiss）荚膜染色液

（1）结晶紫染液：结晶紫 4~8g，溶于 100ml 95%乙醇制成饱和液。取饱和液 5ml 与 95ml 去离子水混合即成。

（2）200g/L 硫酸铜水溶液。

14. 阿氏（Albert）异染粒染色液

A 液：甲苯胺蓝（toluidine blue）0.15g，孔雀绿 0.2g，冰醋酸 lml，95%乙醇 2ml，蒸馏水 100ml。

B 液：碘 2g，碘化钾 3g，蒸馏水 300ml。

先用 A 液染色 1min，倾去 A 液后，用 B 液冲去 A 液，并染 1min。异染粒呈黑色，其他部分为暗绿或浅绿。

15. 冯泰那（Fontana）镀银染色液

（1）固定液：冰醋酸 1ml，甲醛 2ml，去离子水 100ml。

（2）媒染液：鞣酸 5g，石炭酸 1g，去离子水 100ml。

（3）银溶液：硝酸银 5g，去离子水 100ml。

使用前取银溶液 20ml，逐滴加入 100g/L 氢氧化铵溶液，至产生棕色沉淀，轻摇后又能重新完全溶解，微现乳白色为适度。

16. 氨基黑染色液

氨基黑 10B	1g
1mol/L 乙酸	50ml
0.1mol/L 乙酸钠	500ml

混匀后至棕色瓶保存。

17. 墨汁染色液　国产绘图墨汁或印度墨汁 40ml、甘油 2ml、液体石炭酸 2ml。先将墨汁用多层纱布过滤，加甘油混匀后，水浴加热，再加石炭酸搅匀，冷却后备用。

18. 乳酸石炭酸棉蓝染色液　石炭酸 10g，甘油 20ml 乳酸（相对密度 1.21）10ml，棉蓝 0.02g，蒸馏水 10ml，将碳酸加在蒸馏水中加热溶化，加入乳酸和甘油，最后加入棉蓝，溶解即成。

19. 碘液　碘化钾 4g，碘 2g，溶于 100ml 蒸馏水中使用。

20. 汞碘醛（Merthiolate-Iodine-formalin，MIF）溶液

（1）汞醛液：1/1000 硫柳汞酊（柳汞 1g 溶于 1000ml 70%乙醇中）200ml，甲醛（40%）25ml，甘油 50ml，蒸馏水 200ml。

（2）卢戈液：碘 5g，碘化钾 10g，蒸馏水 100ml，储存于棕瓶内不宜超过一周。检查时取汞醛液 9.4ml 及 5%卢戈液 0.6ml 混合备用，检查时临时配制。

21. 卡红（Carmine）　单纯卡红难以溶解及染色，通常用酸性或者碱性溶液溶解。

（1）盐酸卡红染液：先将浓盐酸 2ml 加入 15ml 蒸馏水中稀释，再将卡红粉 4g 加入稀释的盐酸溶液中，煮沸 5～10min，边煮沸边搅拌，直至卡红粉完全溶解，然后加入 85%乙醇 95ml，冷却后过滤。

（2）醋酸明矾卡红（Acetate alum carmine）溶液：将铵明矾 4g 溶于 100ml 蒸馏水中煮沸，加入卡红粉 2g 继续煮沸，用玻棒搅拌直到卡红完全溶解。冷却后倒入棕瓶中，放于窗边暴晒 7 日后过滤，再加入冰醋酸 6ml 即可。

22. 金胺-酚染色液

A 液：1g/L 金胺-酚染色液，金胺 0.1g，石炭酸 5.0g，蒸馏水 100ml；

B 液：3%盐酸乙醇，盐酸 3ml，95%乙醇 100ml；

C 液：5g/L 高锰酸钾液，高锰酸钾 0.5g，蒸馏水 100ml。

三、缓冲液

1. 血细胞保存液

葡萄糖	20.5g
NaCl	4.2g
柠檬酸钠	8g
柠檬酸	5.5g

溶于 1000ml 去离子水，高压灭菌，4℃保存备用。

2. Hank's 液

原液甲：

NaCl	160g
KCl	8g
$MgSO_4 \cdot 7H_2O$	2g
$MgCl_2 \cdot 6H_2O$	2g
$CaCl_2$	2.8g（先溶于 100ml 去离子水）

溶于 1000ml 去离子水，加入 2ml 氯仿防腐，4℃保存备用。

原液乙：

（1）

$Na_2HPO_4 \cdot 12H_2O$	3.04g
KH_2PO_4	1.2g
葡萄糖	20g

溶于去离子水 800ml。

（2）0.4%酚红溶液：称取酚红 0.4g，放入玻璃研钵中，滴加 0.1mol/L

NaOH，不断研磨至完全溶解，约加 0.1mol/L NaOH 10ml。将溶解的酚红吸入 100ml 的量瓶中，用去离子水洗下研钵中残留，并入量瓶中，最后用去离子水补至 100ml。

将（1）和（2）液混合，补加去离子水至 1000ml，即为原液乙，加 2ml 氯仿防腐，4℃保存备用。

应用液：

原液甲	1 份
原液乙	1 份
去离子水	18 份

混合后分装于 200ml 小瓶中，高压灭菌，4℃保存可使用 1 个月，使用前用无菌 5.6% $NaHCO_3$ 调 pH 至 7.2～7.6。

3. 无 Ca^{2+}、Mg^{2+} Hank's 液

NaCl	8g
KCl	0.4g
$NaHCO_3$	0. 35g
$Na_2HPO_4·12H_2O$	0.152g
KH_2PO_4	0.06g
葡萄糖	1g
0.4%酚红	5ml

依次溶于去离子水中，最终用去离子水补至 1000ml，以 5.6% $NaHCO_3$ 调整 pH 至 7.4，4℃保存备用。

4. 0.2mol/L 磷酸盐缓冲液（PB）

A 液（0.2mol/L NaH_2PO_4）：称取 $NaH_2PO_4·H_2O$ 27.6g（或 $NaH_2PO_4·2H_2O$ 31.2g），溶于去离子水，最终用去离子水补至 1000ml。

B 液（0.2mol/L Na_2HPO_4）：称取 $Na_2HPO_4·7H_2O$ 53.6g（或 $Na_2HPO_4·12H_2O$ 71.6g，或 $Na_2HPO_4·H_2O$ 35.6g），溶于去离子水，最终用去离子水至 1000ml。

0.2mol/L 缓冲液配制：A 液 Xml 中加入 B 液 Yml，为 0.2mol/L PB（表4-2-1）。若再加去离子水至 200ml 则成为 0.1mol/L PB。

表 4-2-1　0.2mol/L 磷酸盐缓冲液（PB）的配制

pH	A 液（ml）	B 液（ml）	pH	A 液（ml）	B 液（ml）
5.7	93.5	6.5	6.9	45.0	55.0
5.8	92.0	8.0	7.0	39.0	61.0
5.9	90.0	10.0	7.1	33.0	67.0
6.0	87.7	12.3	7.2	28.0	72.0
6.1	85.0	15.0	7.3	23.0	77.0

续表

pH	A 液（ml）	B 液（ml）	pH	A 液（ml）	B 液（ml）
6.2	81.5	18.5	7.4	19.0	81.0
6.3	77.5	22.5	7.5	16.0	84.0
6.4	73.5	26.5	7.6	13.0	87.0
6.5	68.5	31.5	7.7	10.0	90.0
6.6	62.5	37.5	7.8	8.5	91.5
6.7	56.5	43.5	7.9	7.0	93.0
6.8	51.0	49.0	8.0	3.3	96.7

5. 0.01mol/L PBS（pH7.4）

0.2mol/L A 液	9.5ml
0.2mol/L B 液	40.5ml
NaCl	8.5g

去离子水稀释至 1000ml。

6. 生理盐水（NS）

NaCl	9g

去离子水稀释至 1000ml。

7. 巴比妥缓冲液（pH8.6）

巴比妥	2.1g
巴比妥钠	13.1g

去离子水稀释至 1000ml。

四、ELISA 试剂

1. 包被缓冲液（pH9.6、0.05mol/L 碳酸盐缓冲液）

Na_2CO_3	1.59g
$NaHCO_3$	2.93g

去离子水稀释至 1000ml。

2. 洗涤缓冲液（pH7.4、0.02mol/L Tris-HCl-Tween20）

Tris（三羟基甲基氨基甲烷）	2.42g
1mol/L HCl	13ml
Tween 20	0.5ml

去离子水稀释至 1000ml。

3. 稀释液

牛血清白蛋白（BSA）	0.1g
加洗涤缓冲液至	100ml

或使用羊血清、兔血清等血清与洗涤缓冲液配成 5%～10%溶液。

4. 终止液（2mol/L H_2SO_4） 去离子水 178.3ml，逐滴加入 98%浓硫酸 21.7ml。

5. 底物缓冲液（pH5.0 磷酸-柠檬酸缓冲液）

0.2mol/L Na_2HPO_4（28.4g/L）	25.7ml
0.1mol/L 柠檬酸（19.2g/L）	24.3ml

加入去离子水 50ml。

6. TMB（四甲基联苯胺）**使用液**

TMB（10mg/5ml 无水乙醇）	0.5ml
底物缓冲液（pH5.5）	10ml
0.75% H_2O_2	32μl

五、常用固定液

（一）单纯固定液

1. 甲醛（formaldehyde） 常温下为无色气体，溶于水成为甲醛水溶液或称福尔马林。市售甲醛溶液浓度一般为 37%～40%，配制时按照100%的溶液计算，一般稀释成 5%～10%的浓度使用。福尔马林具有很强的杀菌力，防腐效果好，可保存大块组织和大型虫体。

2. 乙醇（ethanol） 通称为酒精，为无色液体，可与水任意比例混合，是一种还原剂，很容易被氧化为乙醛，故不能和氧化剂一起使用。乙醇除了固定和保存虫体外，高浓度还可以用来使组织脱水。常用的浓度为 70%～100%。高浓度乙醇可以使组织收缩变硬，一般标本长时间保存于 70%乙醇中。因为其渗透性较低，很难渗透到组织内部，不宜用来固定大块组织和大型虫体。

3. 甲醇（methanol） 是一种无色液体，易燃、有毒。其固定性能和乙醇相似，主要用于固定血液、骨髓液、组织渗出液等的图片标本，待甲醇挥发后，不必冲洗即可直接染色。

4. 升汞（mercuric chloride） 又称氧化汞，为白色粉末或结晶，有剧毒，升华以后对黏膜有腐蚀性，使用时需特别注意防护，勿与金属器械接触。其7%～8%水溶液即为饱和溶液，还可溶于 70%乙醇、醚、乙酸等。常用浓度为饱和（7%）或近饱和（5%）水溶液。升汞对蛋白质有极大的沉淀能力，渗透能力强，能充分固定细胞质和细胞核，并增加组织对酸性染料的亲和力，使虫体容易被卡红、苏木素等着色。但升汞能使组织收缩，很少单独使用，一般与冰醋酸及甲醛混合使用。

5. 苦味酸（picric acid） 是一种有毒黄色结晶，味苦，干粉容易燃烧和爆炸。一般以 35%含水量包装，为安全起见，常配制成饱和水溶液备用。苦味酸一般不能单独使用，常与甲醛、乙酸等混合使用。固定组织不宜过久，会影响苏木素等碱性染料的染色效果。

6. 冰醋酸（glacial acetic acid）　是一种带有强烈刺激性气味的无色液体，温度降至16.7℃以下时，会凝结成冰状固体，故称冰醋酸，冬天时需加温溶解。一般不单独使用，常与易引起组织收缩的固定液如甲醛、乙醇、升汞等混合使用。

7. 氯仿（chloroform）　是一种无色液体，与日光、空气接触后就逐渐分解成极毒气体，应装入有色玻璃瓶中保存。挥发性大，具有麻醉作用。常用于固定双翅目昆虫。

（二）混合固定液

1. 卡氏（Garnoy）**固定液**　无水乙醇60ml，冰醋酸30ml，氯仿30ml。此固定液能固定胞质和胞核，尤其适合固定染色体，故多用于细胞学切片的制作，也可以固定肠内原虫及某些吸虫、绦虫。

2. 鲍氏（Bouin）**固定液**　苦味酸饱和溶液75ml，甲醛25ml，冰醋酸5ml。该固定液渗透力强，固定均匀，适合固定昆虫、吸虫，对于苏木素及酸性苏木红染液易于着色。固定时间 12～24h，小型虫体 4～16h 即可。固定后用 70%乙醇洗涤，直到黄色脱去为止。

3. 肖氏（Schaudinn）**固定液**　饱和升汞水溶液 600ml，95%乙醇 300ml，甘油 15ml 混合，使用时每 100ml 储存液中加入 5～10ml 冰醋酸。此固定液适宜固定肠道原虫如阿米巴和鞭毛虫。固定标本完毕用 50%或 70%乙醇换洗，再用碘酒处理除去其中沉积的升汞。

4. 劳氏（Looss）**固定液**　饱和升汞水溶液 96ml，冰醋酸 4ml。此固定液可凝固蛋白质，使虫体伸展，常用于固定寄生虫大体病理标本、切片标本及小型吸虫、绦虫。需临时配制使用，固定数小时后更换加碘液的 70%乙醇，去除升汞沉淀，然后保存于 70%乙醇内。

5. 聚乙烯醇（polyvinyl alcohol，PVA）**固定液**　先配制肖氏固定液，氧化汞 4.5g 溶于 31ml 95%乙醇后，缓慢加入冰醋酸 5ml。将聚乙烯醇 5.0g 放入广口容器中，加入甘油 2ml，用玻棒搅拌至所有颗粒被甘油均匀包裹，加入蒸馏水 62ml 即为 PVA 混合物，盖上容器塞放置过夜。然后打开盖塞，放入 70～75℃水浴箱中，并不断搅拌直到混合物接近完全溶解，加入配好的肖氏固定液，震荡几分钟使混合物完全溶解，直至溶液清亮，冷却后使用。此固定液主要用于固定肠道原虫。

六、其他试剂溶液

1. 肝素抗凝剂　取肝素用 Hank's 液（或其他溶剂）稀释至终浓度 250U/ml，112℃灭菌 15min（或 115℃ 10min）后分装，–20℃保存。用时按每毫升血液加 0.1～0.2ml 肝素抗凝。或按实验要求浓度配制使用。

2. 0.1%中性红（neutral red）

中性红	1.0g
去离子水	100ml

将中性红充分溶解于去离子水中，过滤去沉淀，至 4℃或室温保存。临用时用 Hank 液稀释 10 倍后即可应用。

3. 甲基红试剂

甲基红	0.06g
95%乙醇	180ml

加入去离子水 120ml。

4. 吲哚试剂

对二甲氨基苯甲醛	5g
戊醇	75ml
浓盐酸	25ml

5. 麻醉剂（1%戊巴比妥钠）

戊巴比妥钠	10g
NS 或 PBS 加至	1000ml

溶解过滤后分装，4℃保存。剂量为 20mg/kg 体重。

（陈　静　王维维）

第三节　寄生虫常用检查方法

一、粪便检查

（一）直接涂片法

直接涂片法常用于检查粪便中蠕虫卵、原虫滋养体和包囊，是最常用的简便的病原学诊断方法。

1. 虫卵检查　方法：滴 1 滴生理盐水至洁净载玻片的中央，用竹签挑取适量（约米粒大小）的粪便，于生理盐水中均匀涂开，形成直径约 1.5cm 的薄膜，薄膜厚度至书本上能隐约看出字迹为宜，薄膜上比较粗大的残渣应该挑除。盖上盖玻片后用显微镜观察。一份标本连续作 3 次涂片，采用阅读式顺序检查涂片可以提高检出率。

2. 原虫检查

（1）滋养体检查：方法如蠕虫卵的生理盐水直接涂片方法，注意标本需要快速送检，保温保湿，以保证滋养体活性，涂片用的生理盐水最好和玻片事先在 37℃温箱加温至使用。

（2）包囊检查：包囊常用碘液染色法，方法跟生理盐水直接涂片法相似，用碘液代替生理盐水涂片，加上盖玻片镜检。

（3）隐孢子虫卵囊染色检查：目前较佳的方法为金胺酚改良抗酸染色法。对于新鲜粪便或经 10%甲醛固定保存（4℃，1 个月内）的含卵囊粪便都可用此法染色。染色过程是先用金胺-酚染色，再用改良抗酸染色法复染。方法步骤如下。

金胺-酚染色法：

染色步骤：滴加金胺-酚染色液 A 液于晾干的粪膜上，10～15min 后水洗；滴加 B 液，1min 后水洗；滴加 C 液，1min 后水洗，待干；置荧光显微镜检查。

低倍荧光镜下，可见卵囊为一圆形小亮点，发现乳白色荧光。高倍镜下卵囊呈乳白或略带绿色，卵囊壁为一薄层，多数卵囊周围深染，中央淡染，似环状，或深染结构偏位，有些卵囊全部为深染。但有些标本可出现非特异的荧光颗粒，应注意鉴别。

改良抗酸染色法：

染色步骤：滴加改良抗酸染液 A 液于粪膜上，1.5～15min 后水洗；滴加 B 液，1～10min 后水洗；滴加 C 液，1min 后水洗，待干；置显微镜下观察。

经染色后，卵囊为玫瑰红色，子孢子呈月牙形，共 4 个。其他非特异颗粒则染成蓝黑色，容易与卵囊区分。

不具备荧光镜的实验室，亦可用上述方法先后染色，然后在低、高倍光镜下过筛检查，发现小红点再用油镜观察。效果好，可提高检出速度和准确性。

直接涂片法操作简便，但是取材较少，如果受检者感染度低，粪便中虫卵或者原虫包囊、滋养体密度低时难以检出，容易造成漏诊。

（二）沉淀法

沉淀法常用于相对密度较大的蠕虫卵和部分原虫包囊的检查，相对密度大可沉于水底，浓集以后有利于提高检出率。

1. 自然沉淀法 取粪便30g左右，放在烧杯中加水调匀，用双层纱布或者铜筛过滤于沉淀杯内，再往沉淀杯中加水至距离杯口约2cm，静置20～30min，直到沉淀均沉至底部，上层液体较清澈，倒去上层液体，留下沉淀再加水静置，重复3～4次，至上层液体变清，小心倾去上层液体，取底部沉淀按直接涂片法涂片镜检。

2. 离心沉淀法 开始操作如自然沉淀法，将上述烧杯中混匀的液体倒入刻度离心管中，离心管容量视液体多少而定，用天平配平重量后放入离心机中，用2000r/min离心5～10min，倾去上层液体后取底部沉渣涂片镜检。

3. 醛醚沉淀法 粪便物质能吸附密度较轻的乙醚而上浮，但虫卵及包囊相对密度较大，沉于管底，由此去除粪便中杂质，提高虫卵检出率，甲醛可固定、保存虫卵。

取1～2g粪便（花生米大小）置于小烧杯中，加水10ml调匀，将粪便混悬液用双层纱布过滤至15ml刻度离心管中，2000r/min离心2min。离心后，倒去上清，加10%甲醛7ml，静置5min后加入乙醚3ml，塞紧管口并充分摇匀，2000r/min离心2min。离心后可见管内液体自上而下分为乙醚、粪渣、甲醛溶液、沉淀4层。取管底沉渣涂片显微镜检查。

4. 汞碘醛离心沉淀法 常用于检查原虫包囊、滋养体，因为汞碘醛溶液兼具浓集、保存和染色的功能。取1g粪便，加入10ml汞碘醛溶液充分混匀，用双层纱布过滤至15ml刻度离心管中，加入乙醚4ml充分摇匀，静置2min后2000r/min离心2min，混悬液由上至下分成乙醚、粪渣、汞碘醛溶液、沉淀4层，取底层沉渣镜检。

（三）浮聚法

浮聚法利用相对密度比较大的浮聚液，使相对密度较轻的虫卵或包囊上浮集中于液体表面达到浓集的目的。适用于相对密度轻的虫卵如钩虫卵、微小膜壳绦虫卵及一些原虫包囊的检查。

1. 饱和盐水浮聚法 往浮聚瓶中倒少量饱和盐水，用竹签挑取花生米大小粪便置于其中，充分捣碎与饱和盐水搅匀。加饱和盐水至瓶口，换滴管继续加盐水至稍高于瓶口但不溢出为止。在瓶口轻轻盖一载玻片，勿产生气泡，静置15min。将载玻片提起并迅速翻转，加盖玻片，置镜下观察。

2. 硫酸锌浮聚法　方法如饱和盐水浮聚法，用33%硫酸锌溶液代替饱和盐水。也可以先离心沉淀后，按上述方法加入33%硫酸锌溶液，加盖玻片静置后镜检。注意虫卵或包囊在高渗的硫酸锌溶液中放置过久会发生变形，所以最好在1h内镜检，否则形态改变影响辨认。

3. 蔗糖溶液离心浮聚法　适用于检查隐孢子虫卵囊。取粪便约5g，加水20ml充分混匀，用4层纱布过滤。滤液离心5～10min，弃去上清，加蔗糖溶液再离心，后续步骤饱和盐水浮聚法，最后取表面液体镜检。

二、肛周检查

肛周检查常用于检查蛲虫卵或者带绦虫卵。

（一）透明胶纸法

用长约6cm，宽约2cm的透明胶纸，贴于肛周皮肤，然后取下胶纸贴于一洁净载玻片上，显微镜检查。检查蛲虫卵宜在清晨起床前。

（二）棉签拭子法

将棉签浸泡在生理盐水中，然后挤去多余水分，擦拭肛周皮肤褶皱处。然后将棉签在生理盐水中充分震荡，经自然或离心沉淀后，取沉淀镜检，也可以将棉签放入饱和盐水中震荡，用饱和盐水浮聚法，取上层液体镜检。

三、血液检查

血液检查主要用于检查生活史某个或某些阶段寄生于血液的寄生虫，如疟原虫、丝虫等。

（一）检查疟原虫

常同时制作薄血膜和厚血膜涂片，前者红细胞结构完整，虫体结构清晰，易于辨别虫种，后者血液量相对较多，可以提高检出率，但是破坏红细胞结构，不利于辨别虫种，一般需要两者结合。

1. 采血和涂片　被检者自耳垂或指端取血，如是实验动物，则断尾取血。蘸取一滴血液于洁净载玻片1/3和2/3交界处，一手持载玻片，另一手拿推片接触血滴使其均匀散开后均匀快速向前推进，形成薄血膜。取另一滴血液于同一载玻片另一端，用推片的一角，将血滴自内向外均匀涂成直径0.8～1cm的血膜，形成厚血膜。

2. 溶血和固定　晾干后厚血膜需要先溶血处理。滴加1～2滴水覆盖住整个厚血膜，直到血膜呈现灰白色，倒去液体。待厚血膜晾干后，滴加甲醇覆盖住薄血膜和厚血膜，固定血膜。

3. 染色　常用的方法有姬姆萨染色法和瑞氏染色法。

（1）姬姆萨染色法：将姬姆萨染液原液用磷酸盐缓冲液1：9稀释成10%浓

度，先用蜡笔将厚薄血膜区域划分开，再将 10%姬姆萨染液滴加覆盖整个薄血膜和厚血膜区域，室温静置 15～30min，时间随室温而调整，室温低则延长染色时间，流水冲洗后晾干或用滤纸蘸干多余水分，油镜下观察。

（2）瑞氏染色法：瑞氏染液含甲醇，所以血膜无需用甲醇固定，可以晾干后直接染色。将瑞氏染液滴加覆盖整个血膜区域，注意厚薄血膜区域用蜡笔划分开，以免染液外溢。30s～1min 后再滴加等量蒸馏水，轻轻晃动载玻片使染液和蒸馏水充分混匀，3～5min 后流水冲洗，晾干后油镜下观察。瑞氏染色快速简便，但容易褪色，保存时间短，适用于临时性检验。

（二）检查丝虫微丝蚴

1. 新鲜血片检查　晚间 9 点至次日清晨 2 点间，采集患者外周血一滴置于洁净载玻片中央，加盖玻片后低倍镜下观察，看见游动的微丝蚴后可做染色检查，确定幼虫种类。

2. 厚血膜检查　同上时间采集患者外周血 3 大滴置于洁净载玻片中央，厚血膜制作及染色方法同疟原虫检查，可用姬姆萨染色，也可用戴氏苏木素染色。姬姆萨染色法同疟原虫。

戴氏苏木素染色法，将溶血、固定后的厚血膜放置在 10%戴氏苏木素染液中，染色 10～15min，在 1%酸乙醇中分色 1～2min，蒸馏水洗涤 1～5min，至血膜呈蓝色，再用 1%伊红染色 0.5～1min，水洗涤 2～5min，晾干后镜检。

四、其他排泄物和分泌物检查

（一）痰液检查

痰液检查最常用于检查卫氏并殖吸虫卵，也可检查移行至肺部的线虫幼虫，如蛔虫幼虫，或者疑似阿米巴肺脓肿患者痰液中的阿米巴滋养体。直接涂片法检出率不高，一般采用浓集法。

收集受检者 24h 痰液，置于烧杯中，加入等体积 10%NaOH 溶液，混合均匀后，放入 37℃温箱 3～5h，直到痰液消化完全，将完全消化的痰液分装于几个刻度离心管内，1500r/min 离心 5～10min，弃去上清，取沉渣镜检。

（二）十二指肠液和胆汁检查

十二指肠液和胆汁检查常用于华支睾吸虫卵和蓝氏贾第鞭毛虫滋养体的检查，也可用于肝片形吸血卵和布氏姜片虫卵等。将十二指肠引流液用直接涂片法镜检，也可以加生理盐水洗后搅匀后，2000r/min 离心 10min，取沉淀镜检。如果引流液过于黏稠，可先用 10%NaOH 消化处理。

（三）尿液检查

尿液检查可用于检查阴道毛滴虫滋养体、<u>丝虫微丝蚴</u>等。取受检者尿液 3～

5ml，200r/min 离心 5min，取沉渣镜检。乳糜尿需加等量乙醚，用力振荡，使脂肪溶于乙醚。然后吸去脂肪层，离心，取沉渣镜检。

（四）阴道分泌物检查

常用于检查阴道毛滴虫滋养体。消毒受检者外阴皮肤黏膜后，用消毒棉签在阴道后穹窿部、子宫颈及阴道壁等部位蘸取分泌物，用生理盐水涂片镜检，可发现活动虫体，或者涂片后用姬姆萨或瑞氏染色镜检。

（潘智华　付琳琳）